理解できる高次脳機能障害

京都文教大学臨床心理学部教授
中島 恵子 著

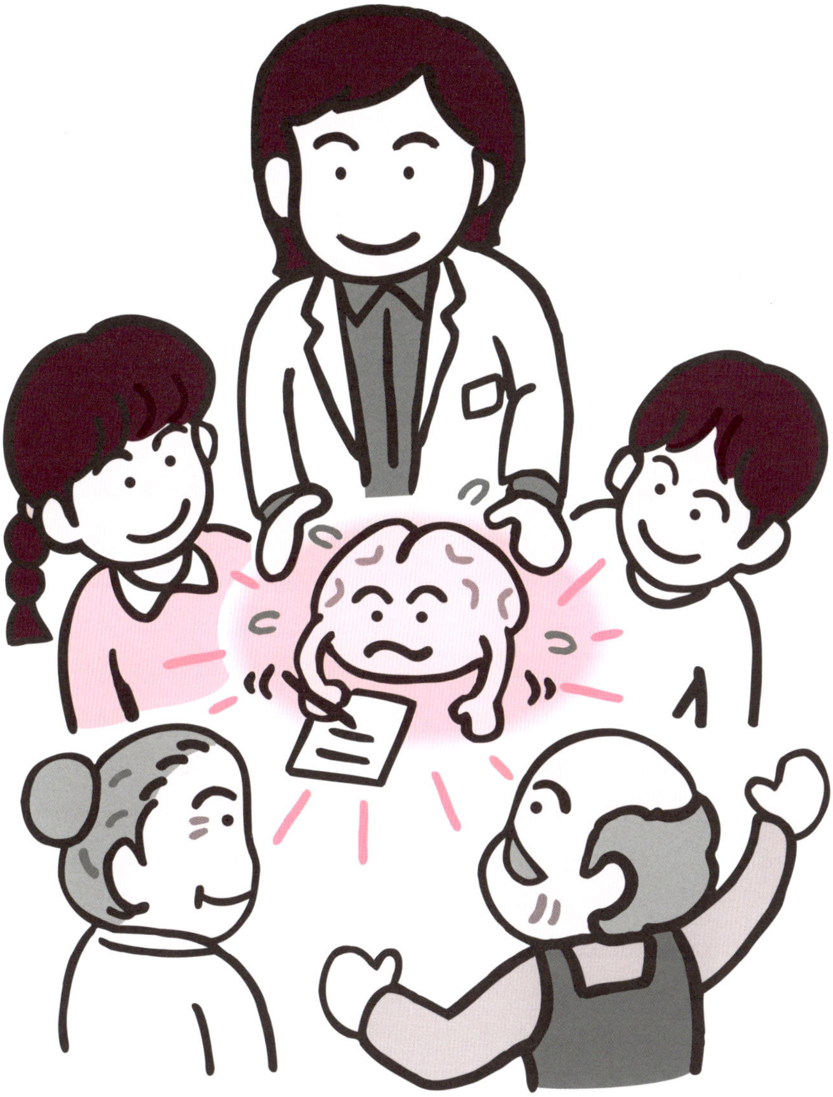

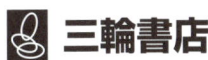

はじめに

　現代医療の進歩によって，脳梗塞，脳出血，くも膜下出血，脳炎，脳症などの病気によって脳に障害を受ける方々や自転車事故，バイク事故，自動車事故，スポーツ事故，転倒などによって脳外傷となった方々の死亡数は減少傾向にある一方，生存されながら脳に障害を受け，その後遺症に苦しんでいる方々が増加しつつあります．

　脳に障害を受けるといっても，脳全体が障害を受けるわけではありません．脳の一部あるいは少し広い領域に障害を受けることは，それまで保たれていた健康な機能が正常に機能しない状態となります．また，脳のどの部分がどの程度損傷したかによって，現れる症状も異なります．損傷された領域によっては一つだけの症状ではなく，複数の症状が現れます．そのため．ご家族，まわりの方々は「病気や事故以前の人とは違う」ことを，どのように理解し，どのように対応したらよいかがわからなくなります．

　本書は，脳卒中（脳血管障害），脳外傷，脳炎，脳症などの後遺症である「高次脳機能障害」を理解していただくための最初の入門書として，絵や文章でできるだけわかりやすく解説しました．「高次脳機能障害」を理解していただくための一助となれば幸いです．

2009年3月

中島 恵子
（なかしま　けいこ）

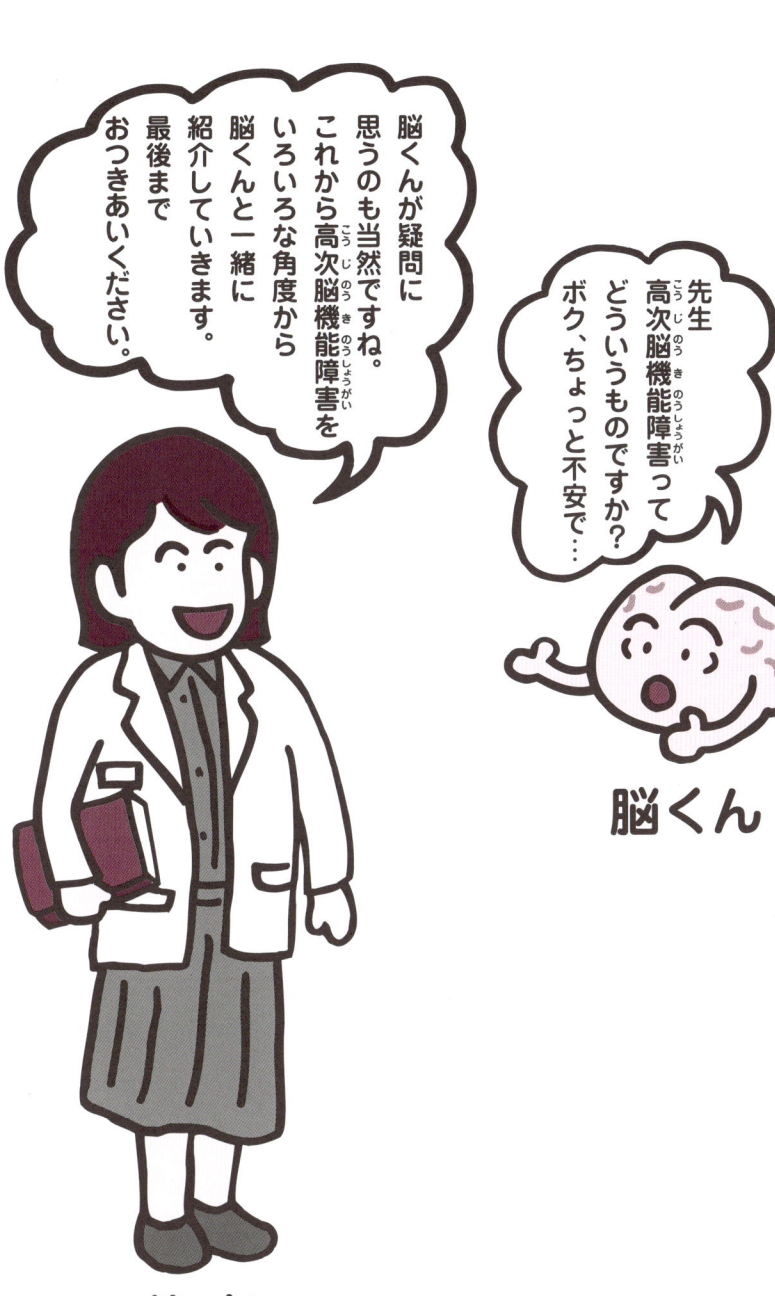

目　次

はじめに …………………………………………2

第1章　あなたのまわりに
　　　　こんな人はいませんか？ ………7

脳卒中，脳外傷，脳症，脳炎等の後に見られるいくつかの脳障害の例

Aさん　10代　脳外傷 ……………………9
ちょっと紹介!!（記憶のグループ訓練）……………13

Bさん　20代　低酸素脳症 ………………18
ちょっと紹介!!（WAISとは？）………………………22

Cさん　30代　ヘルペス脳炎 ……………25
ちょっと紹介!!（記憶の検査とは？）…………………29

Dさん　40代　脳出血 ……………………32
ちょっと紹介!!（前頭葉機能の検査とは？）…………36

Eさん　50代　脳梗塞 ……………………38
ちょっと紹介!!（注意力の検査とは？）………………42

第2章　なぜ高次脳機能障害に
　　　　なるの？ ……………………45

高次脳機能とは？ ……………………………46

高次脳機能障害とは？その原因は？ ………46

「脳卒中（脳血管障害）」………………………47

「脳外傷」………………………………………49

「脳炎・脳症」など ……………………………………………51
　ちょっと注目!!その1（"保続"って何？）……………………………52

第3章　高次脳機能障害には どんな障害があるの？ ………53

「注意障害」……………………………………………54
「記憶障害」……………………………………………56
「失語症」………………………………………………58
「失認症」………………………………………………60
「失行症」………………………………………………62
「半側空間無視」………………………………………64
「半側身体失認」………………………………………66
「遂行機能障害」………………………………………68
「地誌的障害」…………………………………………70
「社会的行動障害」……………………………………72
　ちょっと注目!!その2（注意障害のリハビリテーション）……………74

第4章　脳の働きと， 障害として現れる症状…………75

どんな脳の使い方をしていますか …………76
左の脳の働き ……………………………………80
右の脳の働き ……………………………………82
前の脳の働き ……………………………………84
後ろの脳の働き …………………………………86

大脳辺縁系の働き ……………………………88
　ちょっと注目!!その3（記憶障害のリハビリテーション）…………90

第5章　脳の障害をもっとよく知るための Q&A ……………91

Q1　脳のリハビリ法はあるのでしょうか？ 92

Q2　高次脳機能障害への訓練
　　（認知リハビリテーション）を受ける患者
　　さんには，何が必要でしょうか？ ……94

Q3　患者さんの性格を考えての
　　対応は必要でしょうか？ ……………96

Q4　家族の協力はどのくらい
　　大事なことでしょうか？ ……………98

Q5　親戚，友人には家族としてどのように
　　病態を説明したらよいでしょうか？…100

Q6　記憶障害の患者さんは，訓練目的を
　　覚えていられるのでしょうか？　……102

Q7　なぜ，高次脳機能障害は，
　　わかりにくいのでしょうか？　………104

「高次脳機能障害」関連機関の紹介 …106
索引 ……………………………………110

※本書は「脳の障害と向き合おう！(2001年，ゴマブックス刊)」に大幅な加筆・修正を加えて改訂したものです．

第1章

あなたのまわりに こんな人はいませんか？

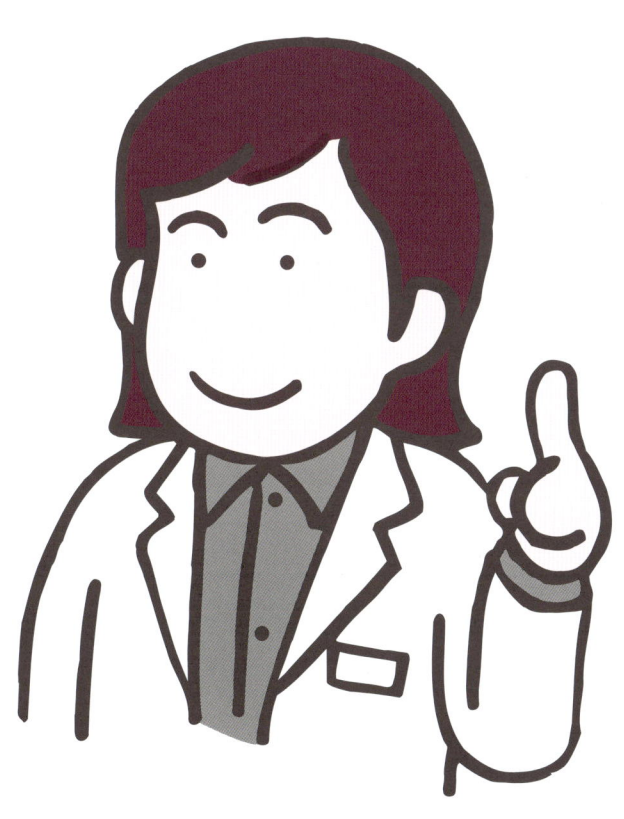

第1章

脳卒中, 脳外傷, 脳症, 脳炎等の後に見られるいくつかの脳障害の例

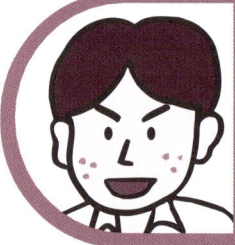
Aさん（10代） P.9～17
バイク事故による脳外傷
（びまん性軸索損傷）

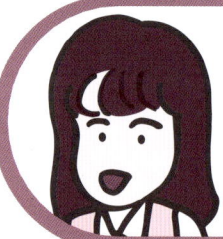
Bさん（20代） P.18～24
低酸素脳症

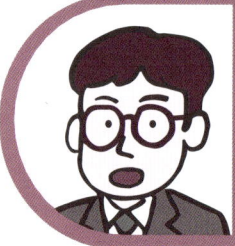
Cさん（30代） P.25～31
ヘルペス脳炎（側頭葉）

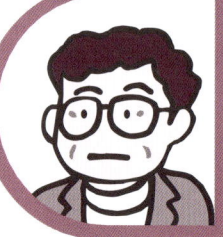
Dさん（40代） P.32～37
脳出血（右被殻出血）

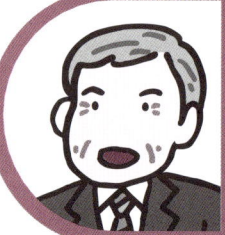
Eさん（50代） P.38～44
脳梗塞（両側後頭葉）

Aさん（18歳高校生）の例

バイク事故による脳外傷
（びまん性軸索損傷）

<びまん性軸索損傷とは>
脳の神経細胞の線維（軸索）が広範囲に断裂し，機能を失う．（情報処理・情報伝達がうまくいかなくなる）

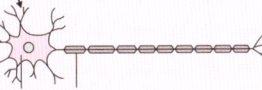

◎情報処理
◎情報伝達 を行う

※ヘルメットを着用したオートバイ事故により，頭部に直接の打撲（傷口を伴わない軟部組織の損傷）がない場合でも，強く脳が揺れることにより起こることがある．

　Aさんは両親と弟と4人家族の長男です．バイクが好きで，バイクに乗ると気分がスッキリして落ち着くので，イライラしたり，嫌なことがあった時はよく一人でバイクに乗っていました．また，友達にもバイク好きが多いので，友達と時々ツーリングにも行っていたようです．

　将来の目標を決めかねている時期，1人で夜いつものようにバイクを走らせていたのですが，誤ってスリップしてガードレールに激突した際，脳を強く打ってしまい，救急車で救命センターに搬送されました．3週間後に意識が戻り，その後リハビリテーション科で，身体リハビリテーションを受けました．2カ月後，身体的な問題はなくなりましたが，事故前後の記憶がなく（※1），さらに今話したり聞いたりしたことを覚えられなくなってしまいました（※2）．

※1 事故前後の記憶がない
＝逆向健忘
脳が事故により損傷されて，数日，数週間，数ヵ月の記憶をなくしてしまうこと．その程度はさまざまです．

※2 記銘力障害
新しく物事を覚える能力の障害

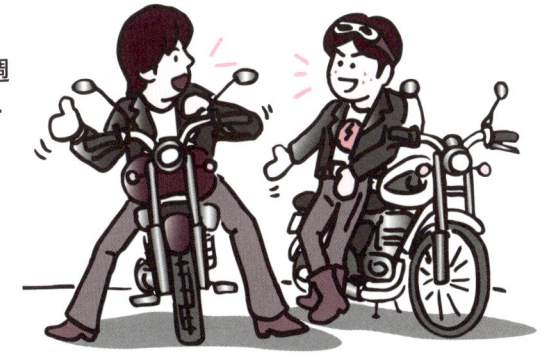

第1章

第1章

☆Aさんの高次脳機能障害は？

「記憶障害（きおくしょうがい）」

「記憶障害」についての詳しい解説は56ページへ

☆初回面接の様子

※患者さんと面接を行うことによって，今，患者さんがどのような症状なのかを把握していきます．

　Aさんの表情は明るくて，会話はスムースにできます．自分がバイク事故にあった事を両親から何度も説明されているので，「事故にあった」と言葉で表現していますが，本人はその事を実感していない様子です．（※実感していない→逆向健忘）

　家族からは「記憶力が落ちている」と何回となく言われていますが，本人は全く認識していません．そのため，なぜ病院に来ているのかもわからず，毎回，母親が同じ説明をしていますが，本人はあっけらかんとしていて，記憶が落ちていることに全く困っていない様子です（※）．

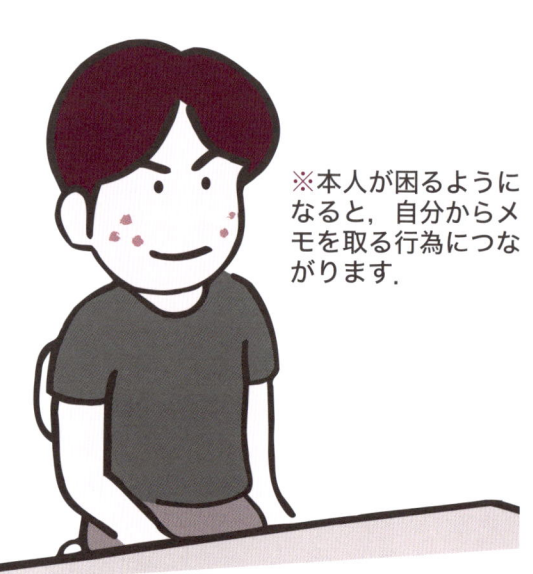

Aさんの特徴
- ◎病識（記憶障害）がない
- ◎本人は困っていない
- ◎同じ事を何度も聞く
- ◎まわりを疲れさせる
（Aさんの記憶の代わりをまわりの人がさせられる）

※本人が困るようになると，自分からメモを取る行為につながります．

☆家族との面接

※患者さんの家族の方と面接を行うことによって,患者さんの普段の生活にどのような支障があるかを把握すると同時に,家族の方々の対応の仕方なども説明していきます.

　母親と個別に面接しました.事故後,意識が戻らなかった時は「意識が早く戻りますように」と祈る思いで毎日病院に通い,意識が戻った時「助かった」と胸を撫で下ろした,とおっしゃっていました.その後,事故で受けた身体障害(骨折)に対する身体リハビリテーションを行い,歩行もしっかりしてきた本人を見て母親も安心しました.しかし,同じ事を何度も聞いたり,担当のセラピストの名前を覚えられなかったり,食事をした事も覚えていない,という記憶の面での不安は持っていましたが,母親は時間が経つとよくなるだろうと思っていました.しかし,身体の問題がなくなっても「記憶」の方は一向によくならないため,本人に毎回同じ事を言わなくてはならないことと,今後もその事が改善しないかもしれない不安とが重なって(※),とても疲れている様子でした.

※時間の経過とともに障害がはっきりしてくる.
→
不安になる.

※主治医から病態の説明をしてもらいましょう.

※不安な気持ちを聞いてあげましょう.

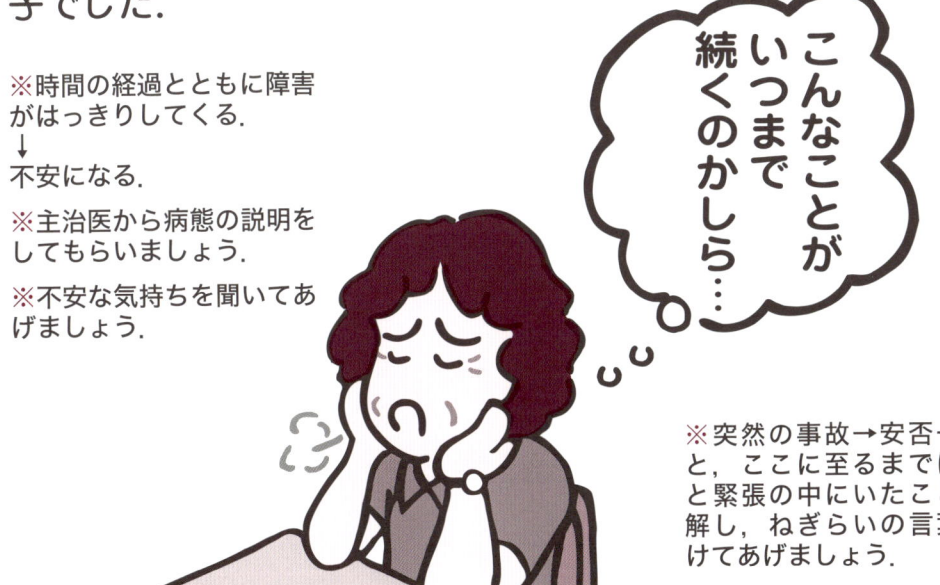

こんなことがいつまで続くのかしら…

※突然の事故→安否→救命と,ここに至るまでに不安と緊張の中にいたことを理解し,ねぎらいの言葉をかけてあげましょう.

Aさんが受けた「神経心理学的評価」の内容

これから紹介する検査は患者さんが今回の病気や事故によってどの能力が弱くなったのか，またどの能力が保たれているのかを調べ，その結果から患者さんに合った訓練プログラムを作成するために行います

1) WAIS（ウェクスラー成人知能検査）

★この検査に関しての詳しい説明は22ページで紹介しますが，全般的な知的機能の状態（問題のない能力，弱くなっている能力）を見る検査です．

●Aさんの検査結果●
- 言語性検査では，理解力は保たれているが，質問に対してあいまいな答え方が多い．記銘力の低下（今見たこと，聞いたことが覚えられない）が認められる．
- 動作性検査では，注意力，反応性の低下が認められる．

2) Trail-Making Test（注意力検査）

★この検査に関しての詳しい説明は42ページでも紹介しますが，視覚性の注意力（視覚探索，速度，転換性）などを見る検査です．

●Aさんの検査結果●
- 探索時間の速さは年齢標準値より遅い．　●見つける力が遅い⇒すぐわからない．

3) 5単語記銘検査（記銘力[注]検査）

★この検査に関しての詳しい説明は29ページでも紹介しますが，今聞いたことをどれぐらい覚えていられるかの検査です．

●Aさんの検査結果●
- 3回繰り返すと全てできるが，初発では60％（5単語中3単語しか答えられない）．
- 聞き落としがある⇒大事なことを聞き落とす．

4) Wechsler Logical Memory（ウェクスラー論理的記憶[注]検査）

★この検査は31ページの「⑥話の記憶」の内容よりもやや複雑でもう少し長い文章の検査です．

●Aさんの検査結果●
- a) 4/24　b) 0/24（文章中のチェックする言葉の数が24あり，そのうちいくつ思い出せたかを見ています）　●話が長くなると話の一部しか覚えられない．

（評価）注意力・反応速度，記銘力が低下している

評価に基づいたAさんの訓練プログラム

1) 病態認識への意識づけ
「なぜ，病院で訓練を受けているのか」ということを本人自身が納得して，訓練を受けようと思う気持ちを持たせることを目的とする．

2) 注意力訓練
（見落としの減少→気づきを促す，聞き落としの減少→集中力を高める）

3) 反応速度の訓練（年齢に見合った速度をめざす）

4) 記憶のグループ訓練（仲間を鏡にして自分の病態に気づく）

※注）記銘力とは，今見たり聞いたりしたことを即時に覚える力をさします．そして記憶力は，即時に覚えたものを覚え続け，そして必要な場面で覚えていることを引き出せる力をさします．

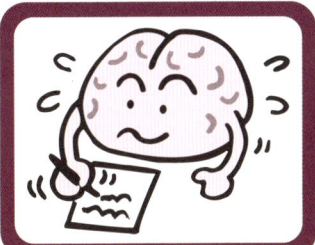

ちょっと紹介!! 記憶のグループ訓練

記憶障害の患者さんが,自分の記憶力が落ちていることを認識してもらうことと,記憶を忘れないためにメモを取る習慣をつけるためには"他者を鏡"にすることが必要です.このグループ訓練は全部で10回ありますが,そのうちの1回目の内容をちょっと紹介します.

第1章

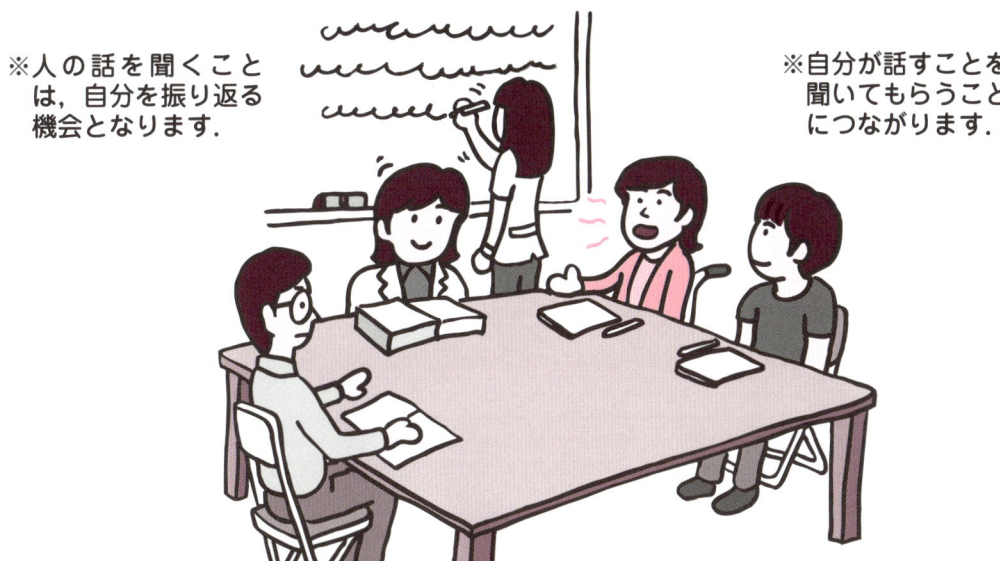

※人の話を聞くことは,自分を振り返る機会となります.

※自分が話すことを仲間に聞いてもらうことは自信につながります.

自己紹介

　このグループ訓練に参加することになった経緯を患者さんに一人ずつ話してもらいます.患者さんはともすると家族の中でも孤立感(自分が何かおかしくなった)を感じています.自分だけじゃない,同じような障害をもつ人がいるんだとわかることは安心につながります.それぞれが話した内容をまとめてホワイトボードに書き出しておきます.そしてその内容を自分のノートに書く時間をとります.なぜなら,記憶の障害があるためその場では覚えていても,訓練終了後にそれぞれの生活に戻ると忘れてしまうからです.仲間と一緒にいる安心感の中で,顔を合わせて話し合うことは意欲につながります.

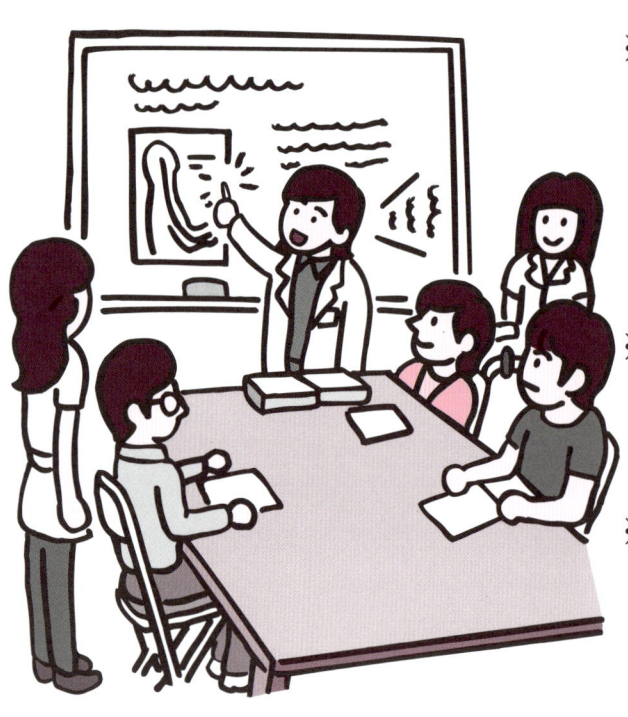

※説明している人を見る．説明している人の話を聞く．
→注意の持続力，集中力を高める．

※仲間と同じ説明を一緒に聞く．
→他者意識を高める．

※他者意識が高まることで，他者を鏡として自分を意識する．

病態の意識づけ

　リハビリテーションの多くは，身体のリハビリテーションが中心になっています．例えば，片方の手に麻痺がある患者さんは「手の訓練」がリハビリテーションになります．手を動かすことで，手の動きを司っている脳の機能を訓練しているわけです．このグループ訓練は記憶力が落ちている方のリハビリテーションです．まず自分のリハビリが何のリハビリなのかをしっかり認識してもらうことが大切です．そこで，「みなさんのリハビリテーションは何でしょうか」の問いかけから，記憶のリハビリテーションへの意識づけを行います．目に見えない障害は自覚しにくいことを確認します．「覚えられない，思い出せない」ことはメモをとることが大切であると説明します．

　右のイラストはメモ帳にホワイトボードに書き出されたことを書き写しているところです．記憶障害の人は注意力が落ちている人が多いため，見落し（写し忘れ）がないかを見てまわります．

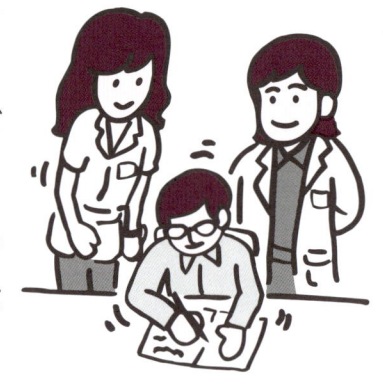

注意力の訓練（訓練その1）

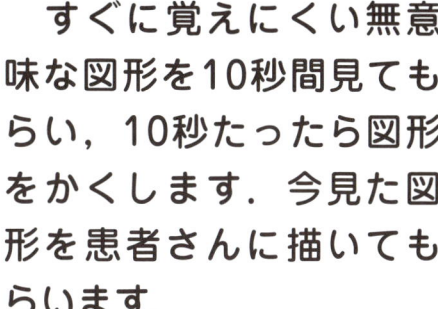

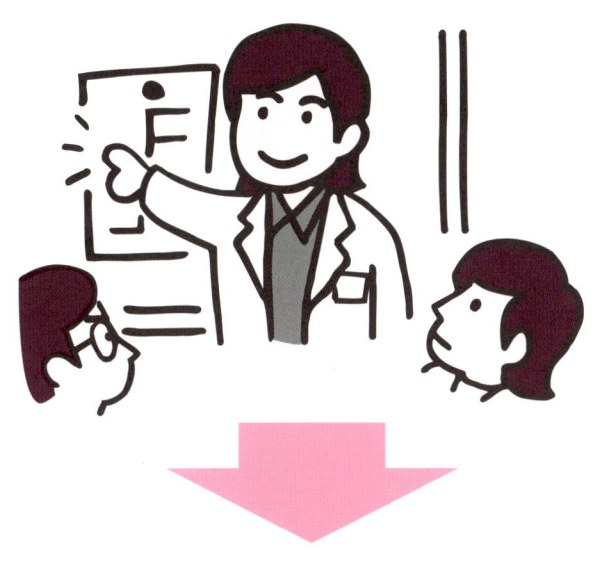

すぐに覚えにくい無意味な図形を10秒間見てもらい，10秒たったら図形をかくします．今見た図形を患者さんに描いてもらいます．
※注意の持続，選択性の注意，記銘力をきたえます．

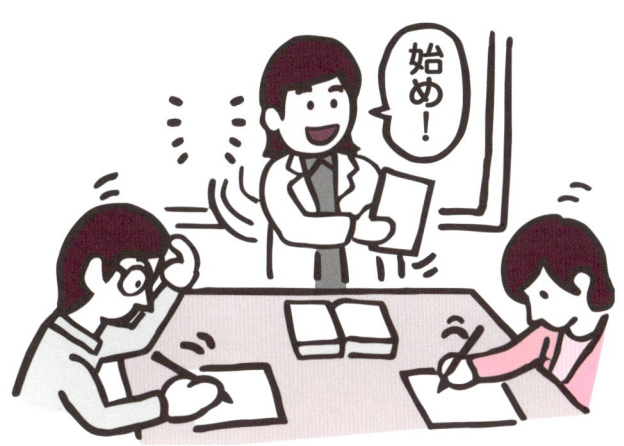

患者さんが，集中して取り組まざるを得ない課題を設定していきます．
※みんなの中で，一人で取り組む経験は大事です．

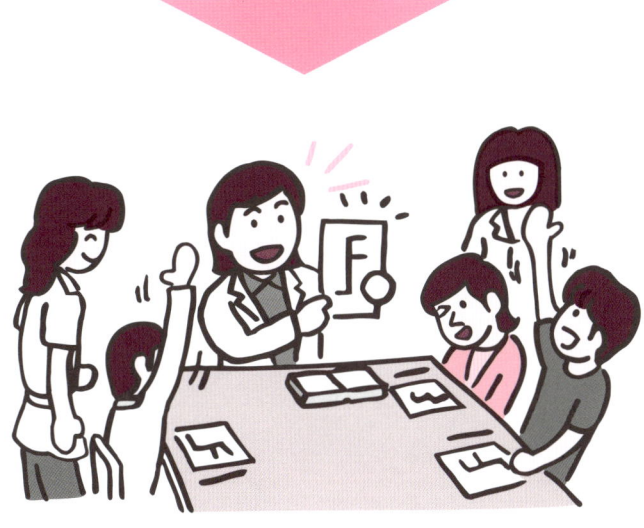

終了後，1枚ずつ答え合わせを行います．自分の描いた絵と見本を見比べて正否の判断をしてもらいます．自分ではできたと思っていてもミスがあることに気づいてもらう目的もあります．（他者を意識し，他者と比較して自分に気づく．）
※みんなに支えられるから，自分の病態に気づき，回復への意欲を高めます．

集中力訓練 (訓練その2)

　次の訓練は，数字の中から指定された2つの数字を見落としなくチェックする訓練です．例えば，1は□で3は○で囲むという指示のもと，1枚ずつ違う指定の課題を5枚続けて3分間行います．
　2つの事を同時に注意して処理する力を確かめる訓練です．
　目標は「ミスなく早く」です．

※早く出来てもミスがある人はミスしないことを目標にします．
※ミスがなくても時間がかかる人は早くすることを目標にします．
※視覚処理速度は大事な機能です．脳機能全体の情報処理をスムースにするためには"速さ"が必要です．

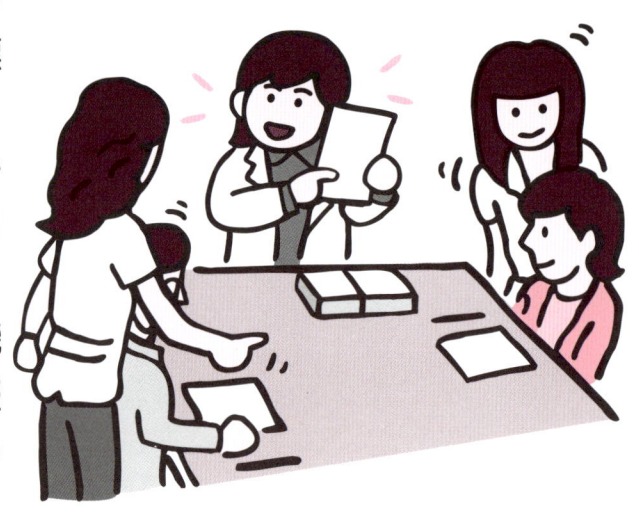

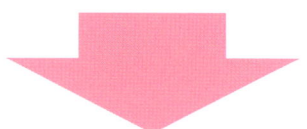

　経過時間を知らせることで時間感覚と見直しを意識することも訓練目標になっています．患者さんは集中して取り組みます．

※時間感覚は，速度への意識につながります．
※見直しは自己確認することにつながります．

※時間を意識する習慣をつけましょう．
※確認をくり返すことで学習が定着します．

訓練を終えた3分後の様子

　終了を知らせると，ホッとした表情になります．限られた時間内に仕上げる時間の感覚を刺激します．

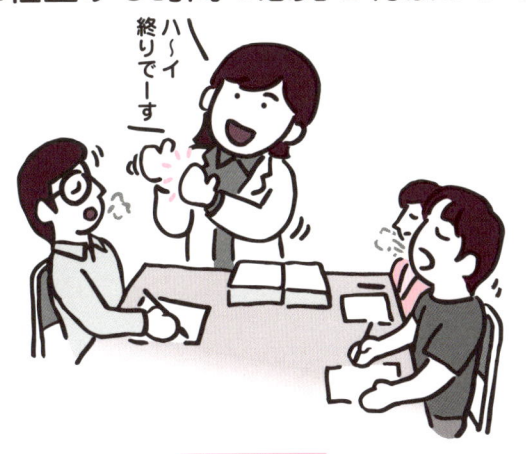

※少しめんどくさいことを続けることが持続力を高めます．
※時間感覚をつかむことにつながります．

　「思ったよりできないな」「かんたんだと思ったけれどやってみるとうまくいかない」「あせっちゃうな」等，いろいろな感想が聞かれます．他の人の感想を聞くことで，自分の記憶力も落ちているという認識につながります．

　その後は手帳を使ってメモをとり，1週間の出来事を手帳を見ながらみんなの前で発表します．

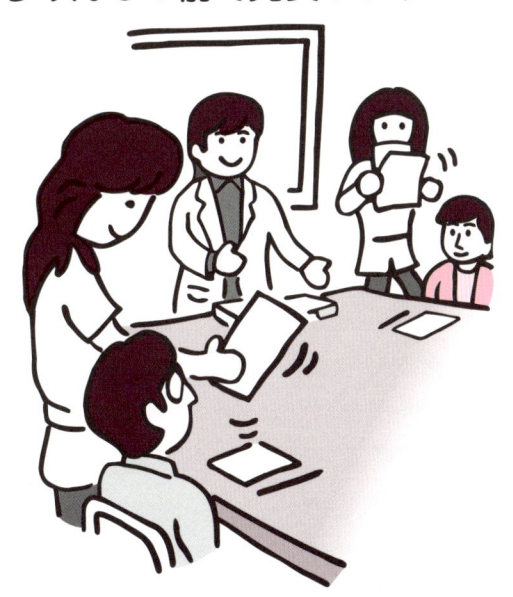

※メモを取る必要性を認識し，手帳を活用することを意識づけます．
①まずはメモを取ることを意識づける

②メモを活用することを習慣化する．（メモを活用できてはじめて記憶の代償となる．）

第1章

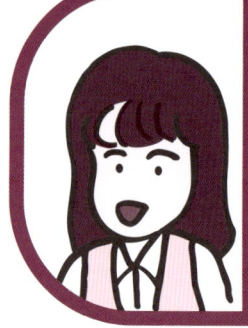

Bさん（22歳大学生）の例
喘息，重積発作による低酸素脳症

<低酸素脳症とは>
呼吸不全，あるいは心停止により十分な酸素が供給できず機能を失う．（低酸素ストレスの程度，持続時間，複合因子，蘇生術によって重症度が決まる．）

　Bさんは両親と妹の4人家族の長女で，とても活発な女の子です．小学生の頃から喘息の持病はありますが，大学生になってからはほとんど問題なく過ごせました．大学では卓球クラブに所属しています．クラブでは友人もたくさんでき，後輩の面倒をよく見るので，リーダー的存在として毎日練習に励んでいました．クラブの打ち上げでビールで乾杯した時，急に喘息が出現し，そして重積発作（ひんぱんに起こる発作）が起こり心肺停止状態となりました．救急車で救命センターに搬送され，10日後に意識が戻りました．両手が思いどおりに動かない症状（※）はありますが，その他の身体的問題は特にありませんでした．しかし，記憶力や話がうまくまとめられない等の認知面での問題が残ってしまいました．

※両手が思いどおり動かない
<運動／企図時ミオクローヌス>
自分の意志とは無関係な運動を起こす．（自分の思うとおりに動いてくれない）

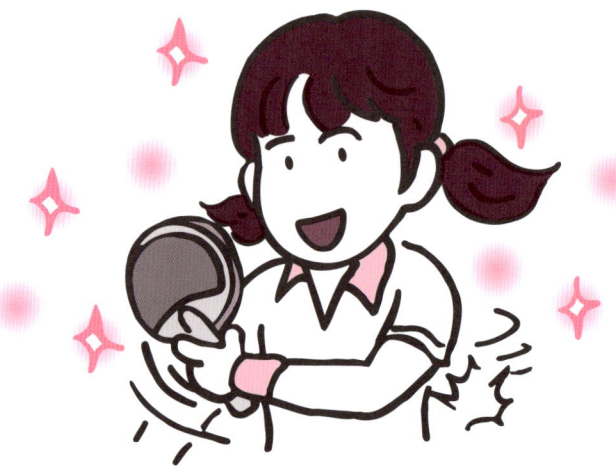

☆Bさんの高次脳機能障害は？

「注意障害（ちゅういしょうがい）」「記憶障害（きおくしょうがい）」
「前頭葉機能障害（ぜんとうようきのうしょうがい）（話をまとめる能力が低下している）」

「注意障害」についての詳しい解説は54ページへ
「記憶障害」についての詳しい解説は56ページへ
「前頭葉症状」についての詳しい解説は84ページへ

第1章

☆初回面接の様子

※患者さんと面接を行うことによって，今，患者さんがどのような症状なのかを把握していきます．

　きちんとした対応で会話はできますが，話のまとまりがうまくいきません．理解力は良好ですが反応のほうはやや遅めです．
　クラブの打ち上げまでは覚えていますが，救命センターで意識が回復してからの2カ月間のことは断片的な記憶しかありません．ただ，本人は記憶力が落ちているとは思っていない様子です．両手の動きがスッと思うようにいかない身体的なもどかしさについては訴えています．
　本人は新学期から大学へ復学したいと願っていますが，授業についていかれるか等の心配をしている様子はありません．

Bさんの特徴
◎病識（記憶障害）がない
◎話がうまくまとまらない
◎自覚できる身体の動きを心配している
◎早く大学に戻りたい

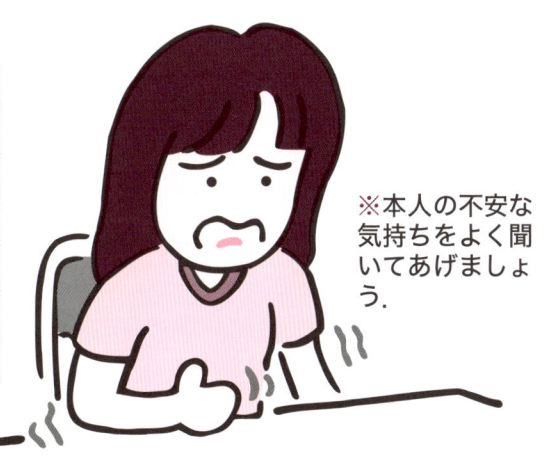

※本人の不安な気持ちをよく聞いてあげましょう．

第1章

☆家族との面接

※患者さんの家族の方と面接を行うことによって、患者さんの普段の生活にどのような支障があるかを把握すると同時に、家族の方々の対応の仕方なども説明していきます．

　父親と面接しましたが、突然の事でショックを受けていました．本人は早く手が動かせるようになりたい、と願いながら一生懸命に手のリハビリに励んでいます．しかし父親は、本人が同じ事を何度も聞いたり、話すことがうまくまとまらないことを感じ、本人に「この話は3回も聞いてるよ」と伝えても自分の事としての実感を持っていない様子です．

　父親は、Bさん自身が、動作がゆっくりなのは両手の動きのためとわかっているが、会話の反応の遅さや記憶が落ちていることを自覚していないところが大学へ復学する際の支障になるのでは、と心配していました．

　父親から「家族の対応として気をつけることは何ですか？」と聞かれたので、「元に戻らないのでは」といった不安や「なぜ私が」といった思い等、本人のつらさをまずは理解して聞いてあげましょうと伝えました．そして、少し時間がかかるけれどリハビリをがんばろうとはげまして下さいと伝えました．

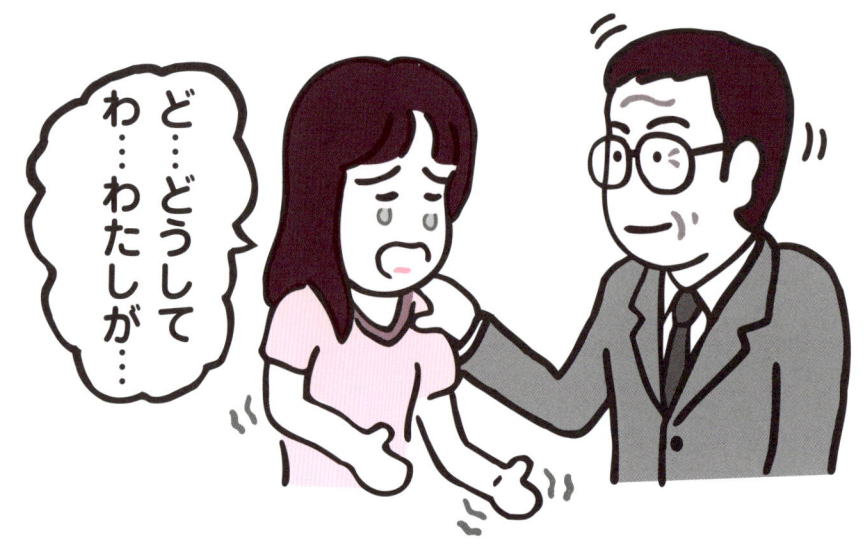

Bさんが受けた「神経心理学的評価」の内容

これから紹介する検査は患者さんが今回の病気や事故によってどの能力が弱くなったのか、またどの能力が保たれているのかを調べ、その結果から患者さんに合った訓練プログラムを作成するために行います

1）WAIS（ウェクスラー成人知能検査）

★この検査に関しての詳しい説明は22ページでも紹介しますが、全般的な知的機能の状態（問題のない能力、弱くなっている能力）を見る検査です．

●Bさんの検査結果●
- 言語性検査では、理解力や知識はよいが、問題解決力では言葉を使って説明するのはむずかしい．記銘力は低下が認められる．　●覚えられない．　●説明にまとまりがない．
- 動作性検査では、注意力、全体と部分との関係を瞬時に理解する（手の一部を見てそれが手であることがわかる）のがうまくいかなかった．　●視覚的全体把握がうまくいかない．

2）Trail-Making Test（注意力検査）

★この検査に関しての詳しい説明は42ページでも紹介しますが、視覚性の注意力（視覚探索、速度、転換性など）を見る検査です．

●Bさんの検査結果●
- 手の動きが遅いため時間がかかる．　●注意の転換がうまくいかない．

3）Wechsler Logical Memory（ウェクスラー論理的記憶検査）

★この検査は31ページの「⑥話の記憶」の内容よりもやや複雑でもう少し長い文章の検査です．

●Bさんの検査結果●
- a）7/24　b）10/24（文章中のチェックする言葉の数が24あり、そのうちいくつ思い出せたかを表しています）　●話の記憶は比較的よい（耳からの情報入力のほうがよい）．

4）前頭葉機能検査（ハノイの塔）

★この検査に関しての詳しい説明は36ページでも紹介しますが、展開に合わせて思考が転換するかどうかの検査です．

●Bさんの検査結果●
- 完成に時間がかかり、不必要な回数が多い．見通しの悪さが認められる．

（評価）病態認識・注意力・全体把握力・記銘力・思考のまとまりが低下している

評価に基づいたBさんの訓練プログラム

1) 病態認識への意識づけ（「なぜ、病院で訓練を受けているのか」ということを本人自身が納得して、訓練を受けようと思う気持ちを持たせることを目的とする．）
2) 注意力訓練（見落としの減少→気づきを促す、聞き落としの減少→集中力を高める）
3) 記銘力訓練（覚える力を高める）
4) 話をまとめる訓練（「つまり…である」とまとめる練習をする）
5) カウンセリング（不安な気持ちを表現できる場として）

第1章

第1章

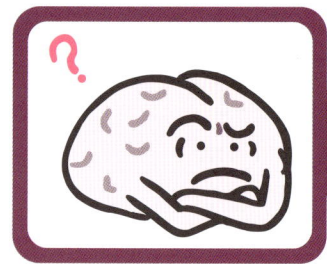

ちょっと紹介!! WAISとは？

「神経心理学的評価」の中で代表的検査が「WAIS」です．訓練プログラムを作成するときの重要な検査です．

WAISは
Japanese Wechsler Adult Intelligence Scale
の略称であり，その意味は……

「成人のための知能検査」です

　WAISの検査は大きく分けて単語や理解などを検査する言語性検査と，絵画完成や組合せなどを検査する動作性検査の2種類があり，それぞれの検査の中にさらに細かい下位検査項目があります．（次のページで表にしてあります）

　この検査で全てがわかるわけではありませんが，検査時点での能力分布（どの能力が今回の病気や事故により弱くなっているのか，どの能力は問題ないのか……etc）を知ることができます．脳の全体的機能（機能の動き）を評価するので，どのような訓練が効果的かの示唆を得ることができます．検査結果のプロフィール（24ページ参照）を見ることで知的機能の特徴（今回の病気や事故による影響によって生じた）をとらえることは，訓練プログラムを作成する際に重要です．訓練プログラム施行後，再度同じ検査をし，改善している能力（機能の動き）を知ることができます．それぞれの項目の改善の度合いによって訓練をさらに強化する必要のある機能は何かを考え，レベルに合わせたプログラムを施行していきます．

※2019年にWAIS-Ⅳに改訂されています．

WAISの各下位検査によって測定される能力

	下位検査	能力
言語性検査	知識	一般的な事実についての知識量
	数唱 （数を唱える）	暗唱と即時再生 順序の逆転（逆唱のみ）
	単語	言語発達水準 単語に関する知識
	算数	計算力
	理解	実用的知識 過去の経験についての評価と利用 常識的行動についての知識 社会的成熟度
	類似	論理的範疇的思考

※WAIS-Ⅲは「語音整列」が追加される.

	下位検査	能力
動作性検査	絵画完成	視覚刺激にすばやく反応する力 視覚的長期記憶の想起と照合
	絵画配列	結果の予測 全体の流れを理解する力 時間的順序の理解，および時間概念
	積木模様	全体を部分に分解する力 非言語的概念を形成する力 視空間イメージ化
	組合せ	視覚ー運動フィードバックを利用する力 部分間の関係の予測
	符号	指示に従う力 事務的処理の速さと正確さ 紙と鉛筆を扱う技能 精神運動速度 手の動作の機敏さ

※WAIS-Ⅲは「記号さがし」と「行列推理」が追加される.

（「WAIS-Rの理論と臨床」日本文化科学社刊より）

WAISの検査プロフィール（Bさんの例）

WAISの検査結果は下図のように折れ線グラフ（通常プロフィールと呼んでいます）で表します．9，10以上が一般的な標準値となっています．このプロフィールを見ることにより，標準値と比べてどの機能が弱っているかがわかります．ここでは前出のBさんの例を紹介します．（検査結果に基づいて認知リハビリテーションプログラムを作成します）

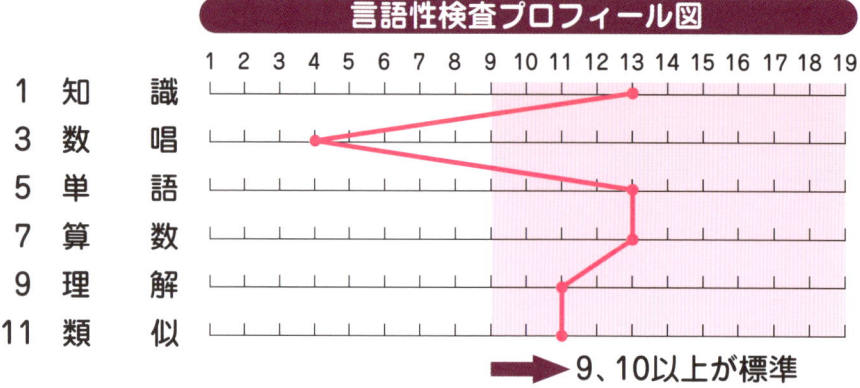

言語性検査（結晶性知能）では，Bさんの場合，数唱のみ著しい低下があります．これは，今聞いたことを覚える力が弱くなっていることをさしています．理解力の問題はありません（言語理解力はよい）．
※言語理解力の高さを有効に活用してリハビリを行うことができます．

結晶性知能：常識・判断力・理解力
知識や経験の積み重ねによって獲得する

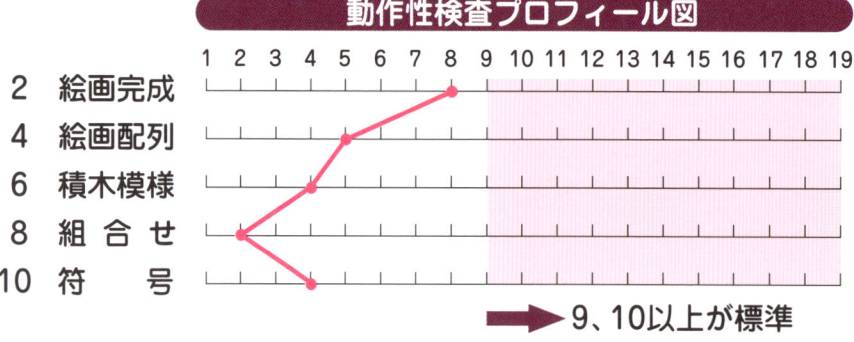

動作性検査（流動性知能）では，注意力と目から入る情報に対する反応速度，全体と部分との関係，構成，順序の理解がうまくいかない状態を示しています．※視覚理解を回復させるために，視覚的イメージを言語化させ（言葉で説明する）ことで再認を促進させるプログラムを作成することができます．
（視覚的イメージの思考化）

流動性知能：新しいことの学習，新しい環境への適応力
変化へのすばやく柔軟な対応ができる

Cさん（38歳会社員）の例

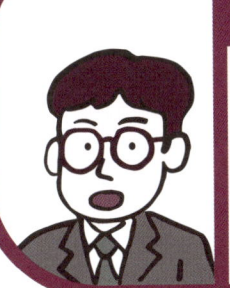

ヘルペス脳炎（損傷部位が側頭葉）

<ヘルペス脳炎とは>
ヘルペスウイルスに感染し脳に炎症を起こし，機能を失う．
（損傷部位は，側頭葉，大脳辺縁系が多い）

　Cさんは妻と小学校5年生の長男，3年生の次男の4人家族です．会社では経理を担当しています．性格的にまじめで細かいところまでよく気がつくので，重要な仕事を任されることが多く，さらに，がまん強いので体調が少し悪くても会社を休みません．

　仕事が忙しく毎晩遅い帰宅が続いていたある日，会社で仕事中に急に気分が悪くなり，救急車で救命センターへ搬送されました．意識が回復してからは痙攣発作（※1）が出現するようになりました．本人は，倒れる前の事を全く覚えていないうえに，倒れる前の3年間ぐらいの事が思い出せません（※2）．本人は，どんな仕事をしていたのか（その頃していた仕事の内容）を全く思い出せないことに不安を感じています．

※1 痙攣発作
全身を硬直させて意識を失ったり，体の一部だけがピクピク動いたり，一瞬意識を失うだけであったり，異常行動（舌うち，唇をかむ，物を飲み込む動作，歩き回るなど）などさまざまなタイプがあります．

※2 倒れる前の3年間の記憶がない
＝逆向健忘

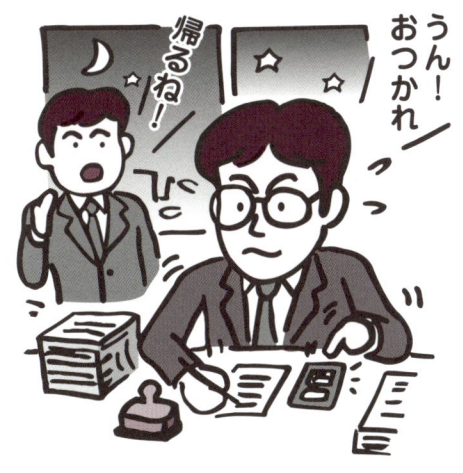

☆Cさんの高次脳機能障害は？

「記憶障害」

「記憶障害」についての詳しい解説は56ページへ

第1章

Aさんと同じ記憶障害ですが，Aさんとの違いは，本人が記憶の障害であることを自覚していることです．その違いによって患者さんへの対応や訓練プログラムも変わってきますので，その違いも比較しながら読み進めてください．

☆初回面接の様子

※患者さんと面接を行うことによって，今，患者さんがどのような症状なのかを把握していきます

場所，状況をわきまえたていねいな対応をしています．これまでの経緯をメモ帳を見ながら伝えられますが，伝えながら「自分は覚えていないのですが……」とことわっていました．説明したい内容はわかりますが，簡潔にまとめられずどうしても話が長くなってしまいます．本人は自分の記憶力が弱くなっている自覚があるので（※1），内容を忘れないように「メモを取らなくては」という意識につながっています（※2）．

Cさんの特徴
- ◎病識（記憶障害）がある
- ◎記憶障害に困っている
- ◎不安感がある

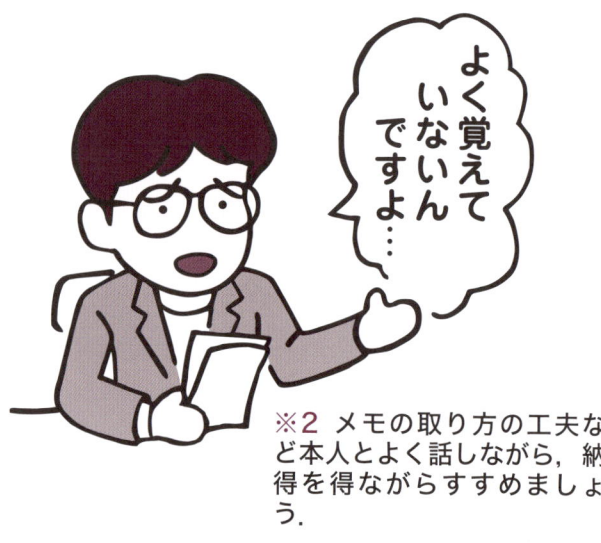

※1 病識があり，困っている．性格的にまじめなので，不安感への対応（話をよく聞く，安心できる情報を伝える）を心がける必要があります．（→抑うつ状態にしないための配慮が必要）

※2 メモの取り方の工夫など本人とよく話しながら，納得を得ながらすすめましょう．

☆家族との面接

※患者さんの家族の方と面接を行うことによって，患者さんの普段の生活にどのような支障があるかを把握すると同時に，家族の方々の対応の仕方なども説明していきます

第1章

奥さんと面接しました．本人の痙攣発作を防ぐために薬で調整していますが，奥さんは夫の発作の再発に不安を感じています．夫は仕事人間だったので，1日中家にいることにストレスを感じている様子で，「早く会社に戻りたい」気持ちが強いそうです．薬を飲み忘れないようにすることだけではなく，何事によらずいちいち奥さんが確認するのでうるさがられているようです．夫がいろいろなストレスから主治医に止められているタバコを吸うことを，奥さんは心配しています．

奥さんから「夫への対応で気をつけることは何ですか？」と聞かれました．

妻が神経質にならずに，上手に本人の気をぬくことも大切です．さらに，確認する時も詰問的にならずに「～でしたよね」などと伝えるほうが，夫のプライドを傷つけないでしょう．「ご主人はどんな時もあなたが心から心配してくれていることはわかっていますから，安心してください」と伝えました．

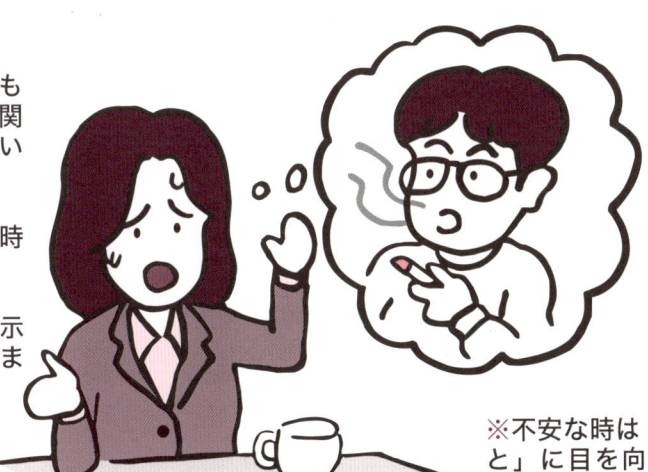

※夫が不安な時，妻も不安になると二人の関係性がつまってしまいます．

※妻の話をよく聞く時間をとりましょう．

※具体的な方法を提示しながら，妻を支えましょう．

※不安な時は「できること」に目を向け，「できることを積み重ねる」ことをすすめましょう．

Cさんが受けた「神経心理学的評価」の内容

これから紹介する検査は患者さんが今回の病気や事故によってどの能力が弱くなったのか，またどの能力が保たれているのかを調べ，その結果から患者さんに合った訓練プログラムを作成するために行います

1）WAIS（ウェクスラー成人知能検査）

★この検査に関しての詳しい説明は22ページでも紹介しましたが，全般的な知的機能の状態（問題のない能力，弱くなっている能力）を見る検査です．

●Cさんの検査結果●
- 言語性検査では，記銘力の低下以外に問題はない．（今見たこと聞いたことを覚えられない）．
- 動作性検査では，注意力と反応性がやや低下しているが，他に特徴的なものは見られない．
- 気づきと反応が遅い．

2）5単語記銘検査（記銘力検査）

★この検査に関しての詳しい説明は29ページでも紹介しますが，今聞いたことをどれぐらい覚えていられるかの検査です．

●Cさんの検査結果●
- 2回目で完成解答　●くり返すことでできる⇒学習効果を高める．

3）Wechsler Logical Memory（ウェクスラー論理的記憶検査）

★この検査は31ページの「⑥話の記憶」の内容よりもやや複雑でもう少し長い文章の検査です．

●Cさんの検査結果●
- a）3/24　b）6/24（文章中のチェックする言葉の数が24あり，そのうちいくつ思い出せたかを表しています）　●話が長くなると話の一部しか覚えられない．

4）Benton視覚記銘力検査（記銘力検査）

★この検査は視覚認知，視覚記銘および視覚構成能力を評価するための検査です．無意味な図形を10秒間見た後，今見た図形を思い出して紙に描く検査です．

●Cさんの検査結果●
- 視覚認知，視覚構成能力に問題はないが，視覚記銘力がやや弱い．
- 同じ誤りをくり返す．保続アリ．（保続についての詳しい説明は，52ページを参照ください．）

（評価）注意力・記銘力，効率性が低下している

全体評価に基づいたCさんの訓練プログラム

1）メモの活用を強化
メモの取り方，手帳の使い分け

2）注意力訓練
見落としの減少→気づきを促す，聞き落としの減少→集中力を高める

3）記憶の訓練
スケジュール表を見てその日どんな事をしたかを話してもらう．

4）カウンセリング
（不安な気持ちを表現できる場として）

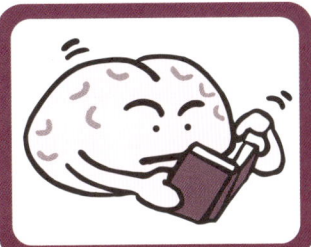

ちょっと紹介!! 記憶の検査とは?

記憶障害の患者さんの記憶力や記銘力を調べる検査をちょっと紹介します．この検査を行うことで，どのような記憶がうまくいかないかを調べることができます．なぜなら，記憶の障害一つをとってもその特徴は人によってさまざまだからです．

第1章

その1．見当識

人の名前・場所・日時・時間感覚の記憶を検査します．

①病気以前と以後に知り合った人の名前を挙げてもらう
　　a，病前に知り合った人の名前　b，病後に知り合った人の名前

②自分の住所・都市所在・所在地を挙げてもらう
　　a，住所
　　b，都市所在（今，居る所は何という都市ですか，県は？）
　　c，所在地（ここはどこですか？　解答例：病院）

③日時を確認する
　　a，今日は何月何日ですか　b，今日は何曜日ですか
　　c，今は何時ですか　　　　d，今の季節は何ですか

その2．即時記銘

単語，文章，数字，図形を使い，即答できるかを検査します．

①5単語記銘
　まずこちらが5つの単語を挙げて，その後患者さんにその単語を復唱してもらいます．
　　例：（たばこ・はさみ・くし・ぼうし・100円硬貨）

②数　唱

　ⓐ　順　唱（唱えた数字を順番通りに答えてもらう）
　1）　2・4・5（3ケタ）
　2）　1・6・3・9（4ケタ）
　3）　2・7・5・1・8（5ケタ）
　4）　9・2・4・3・6・1（6ケタ）

　ⓑ　逆　唱（唱えた数字を逆に答えてもらう）
　1）　4・2（2ケタ）→2・4
　2）　3・5・7（3ケタ）→7・5・3
　3）　1・6・3・8（4ケタ）→8・3・6・1
　4）　5・2・3・9・1（5ケタ）→1・9・3・2・5

③8品目記銘

　8品目描いてある絵を見せ，1つずつ指で示しながら「本，コップ，はさみ……」と言ってもらいます．その後，絵をかくしすぐに何があったかを思い出してもらいます．

　例：（本・コップ・はさみ・扇風機・100円硬貨・傘・自動車・包丁）

④図形の記憶（15ページに訓練で使用している様子を紹介しています）

　下の図のように，しだいに複雑さを増す5つの図を10秒間見せ，すぐ，白い用紙に図を描いてもらいます．

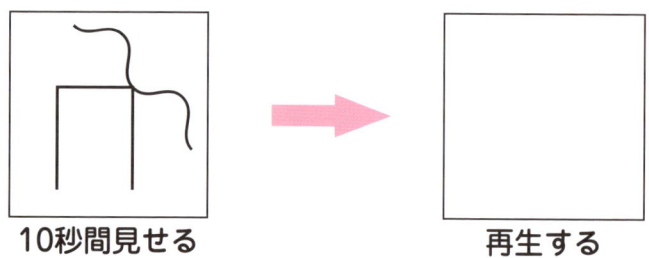

10秒間見せる　　　　再生する

⑤短文の記憶

　下の例のような短文を復唱してもらいます．
　例：「きのう，近くの公園で友達と5時過ぎまで遊びました．」

⑥話の記憶

文章中の言葉（ここではわかりやすくするために／で区切ってあります）がいくつ思い出せたかを見る検査です．この内容よりも複雑で長い文章を使った検査が「Wechsler Logical Memory」になります．

例：「昨晩，／東京の／浅草で／火事があり／15軒／焼けました．／女の子を／助けようとして／消防士が／顔に／やけどしました．」

（　／11）11の言葉のうちいくつ思い出せるか記録にとる

その3．遠隔記憶

過去，現在，自分のまわりの事や一般常識の記憶を検査します．

①自伝的記憶（自分に関わる記憶）（過去，現在，自分のまわりの事）

1，生まれはどこですか？　2，学校はどこに行きましたか？
3，仕事は何ですか？　　　4，仕事の場所は変わりましたか？
5，結婚したのはいつですか？　6，奥さん（ご主人）の名前は？
7，お子さんの名前と年齢は？
8，昨日，朝ごはんは何を食べましたか？

②歴史的事実・意味記憶（一般常識）

1，現在の日本の首相の名前は？
2，「源氏物語」の作者は？
3，「円高」の意味は？
4，「温故知新」の意味は？

健忘の種類とその傾向

◆ 今，見たり聞いたりしたことを覚えられない記憶の障害を前向健忘（ぜんこうけんぼう）といいます．
◆ 過去の記憶（個人情報，歴史，意味）を思い出せない記憶の障害を逆向健忘（ぎゃっこうけんぼう）といいます．

第1章

Dさん（47歳会社員）の例

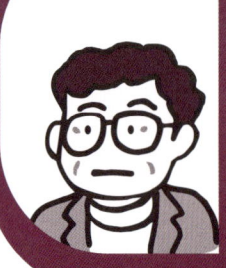

脳出血（損傷部位が右被殻出血）

<脳出血とは>
頭蓋内の出血の総称（右被殻出血は半身不全麻痺，半側空間無視が多い）
※大脳基底部の出血は脳出血の中でも多く被殻を中心に起こる．前頭葉症状，失語症，失行症，視野障害などを認めることがある．

　Dさんは妻と二人暮らしで，仕事は営業畑一筋．社内でも営業成績が良く，部下からは厚い信頼を寄せられています．そして休日は，妻と一緒に趣味のバードウォッチングを楽しんでいました．そんなDさんですが，以前から健康診断で血圧が高いと指摘されていましたが，その後内科に相談することもなく仕事に励んでいました．ある日，仕事中に急に頭痛と吐き気が出現して，救急車で救命センターに搬送されました．病院で気がついた時は，左手，左足が麻痺していたのです．頭痛と吐き気が出現してから後の事は，病院で意識が戻るまで全く覚えていません．

　最初は自分の身に何が起こったのかわかりませんでしたが，妻から説明されショックを受けていました．仕事に復帰できるか心配しています（※）．

※仕事に戻りたい気持ちが強い．当然の気持ちを受けとめてあげましょう．

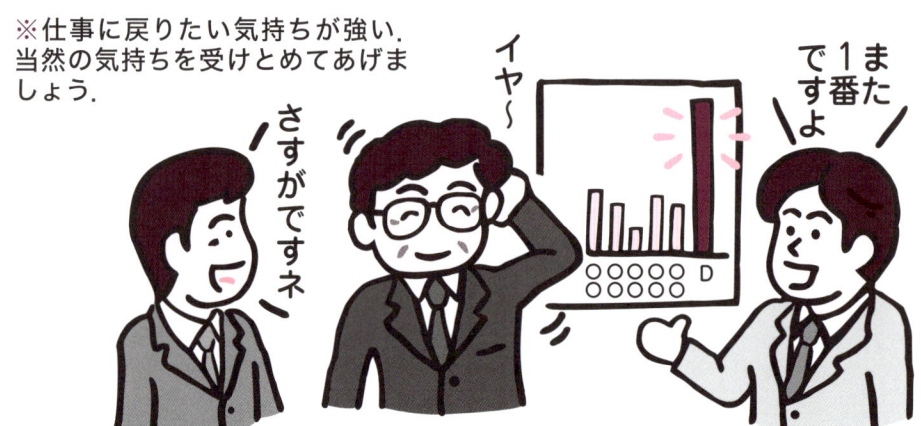

☆Dさんの高次脳機能障害は？

「注意障害」「左半側空間無視」

「左半側空間無視」についての詳しい解説は64ページへ
「注意障害」についての詳しい解説は54ページへ

第1章

☆初回面接の様子
※患者さんと面接を行うことによって，今，患者さんがどのような症状なのかを把握していきます

　本人はやや落ち着きがなく，心配そうな表情をしていました．会話はせっかちに話しがちであり，相手の話をゆっくり聞けませんが，本人はその事に気がついていない様子です（※）．病気になったショックを語っていました．「突然の事で……，気がついたら身体がこうなっていた」「職場の上司は良くなったら戻ってこいと言ってた」「部下が，待ってますと言ってくれる」と仕事に戻れるかどうかをさかんに心配していることがうかがえました．心配な事，不安な事は言葉にして表現できることが大切なので，安心して語れる場の提供を心がけました．

　ただ，本人が病態への認識が全くないので，本人に病態の説明をして，納得されてから訓練に入る必要があります．

※右脳損傷の場合，落ち着いて物事をすすめたり，集中したり，気遣いをしたりする能力が低下することがあります．

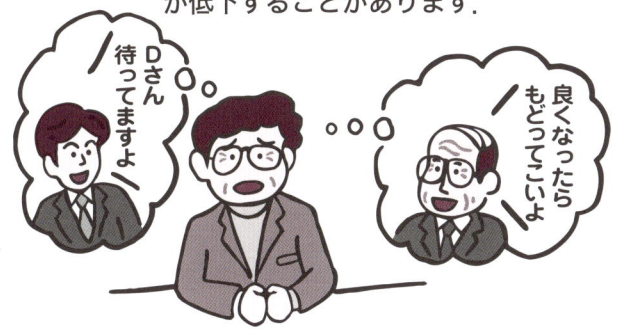

Dさんの特徴
◎せっかちで落ち着きがない
◎半側空間無視の自覚はない
◎職場に早く戻りたい

☆家族との面接

※患者さんの家族の方と面接を行うことによって，患者さんの普段の生活にどのような支障があるかを把握すると同時に，家族の方々の対応の仕方なども説明していきます

　奥さんと面接しました．明るい感じで夫を支えようとする態度がうかがわれます．

　「これまで忙しい日々を過ごしてきたので，神様が休めと言っていると夫には伝えてます．」

　「左半身麻痺になったことがショックです．」

　「渡しておいた手帳やテレホンカードを置き忘れることが多いのです．」

　「看護師さんに車イスのストッパーのかけわすれが多いと言われます．」

　奥さんは，夫が仕事に戻れるかどうかを心配していることを強く感じ，夫の仕事へのあせりの強さを心配しています．

　夫が復職できればいいが，無理な場合のショックを考えて困惑しています．

※家族には，右脳損傷の特徴を説明し，性格によるものではなく，病気による症状であることを理解してもらいましょう．

※本人には，「ミスをなくすこと」をリハビリの目標にしましょう．（ゆっくりしましょうと言っても調整できにくいため，ミスをなくしましょうと伝えます）
→一貫した対応をします．

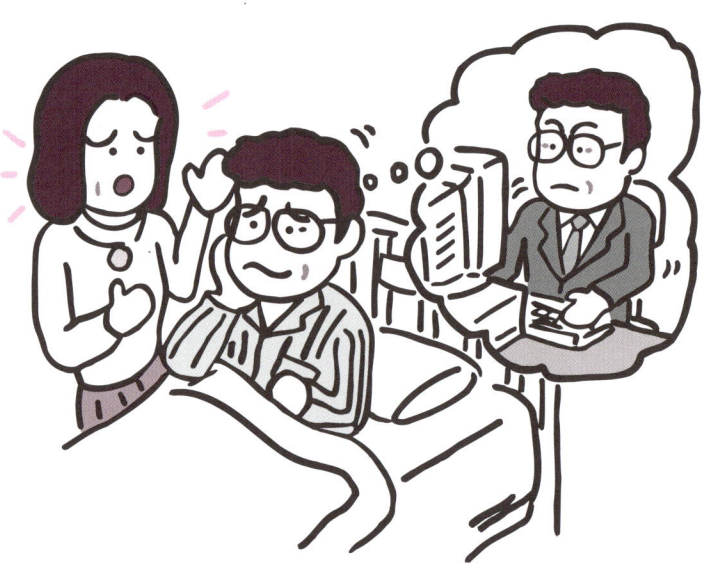

Dさんが受けた「神経心理学的評価」の内容

これから紹介する検査は患者さんが今回の病気や事故によってどの能力が弱くなったのか，またどの能力が保たれているのかを調べ，その結果から患者さんに合った訓練プログラムを作成するために行います

1）WAIS（ウェクスラー成人知能検査）

★この検査に関しての詳しい説明は22ページでも紹介しましたが，全般的な知的機能の状態（問題のない能力，弱くなっている能力）を見る検査です．

●Dさんの検査結果●
- 言語性検査では，理解力，思考力に問題はない．
- 動作性検査では，注意力の低下，視覚反応の遅さが認められる．　●見落としが多い．

2）Trail-Making Test（注意力検査）

★この検査に関しての詳しい説明は42ページでも紹介しますが，視覚性の注意力（視覚探索，速度，転換性など）を見る検査です．

●Dさんの検査結果●
- バラバラになった数字を順番に探すのに時間がかかる．視覚処理速度が遅い．
- 見つけるのに時間がかかる．

3）線分二等分線（左半側空間無視の検出検査）

★この検査は紙の中に描かれている線一本一本の真ん中にタテ線をつける検査です．

●Dさんの検査結果●
- Dさんの結果は下の図のようになった．このことから，左半側空間無視が認められる．

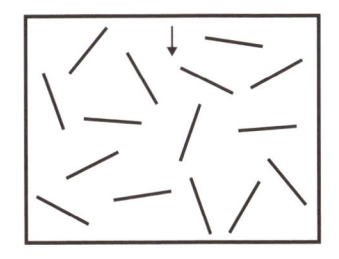

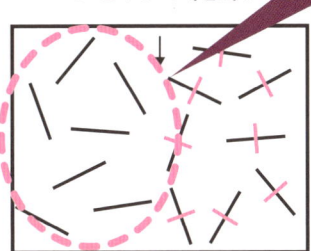

検査前　　Dさんの結果　　左側のみ、やり残しがあります。　　参考までに正解はこちら

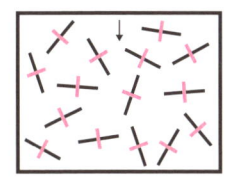

（評価）病態認識・注意力・処理速度が低下している

評価に基づいたDさんの訓練プログラム

1）病態認識への意識づけ
「なぜ，病院で訓練を受けているのか」ということを本人自身が納得して，訓練を受けようと思う気持ちを持たせることを目的とする（Dさんの場合は，病態とは左半側空間無視と注意障害）．

2）注意力訓練
（見落としの減少→気づきを促す，聞き落としの減少→集中力を高める）

3）カウンセリング
（不安な気持ちをためこまないで表現できる場として）

第1章

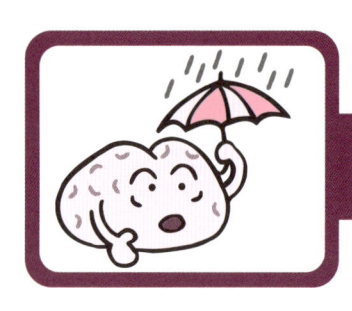

第1章

ちょっと紹介!!
前頭葉機能の検査とは？

「前頭葉機能」の検査や訓練プログラムには，いくつかの検査やプログラムがあります．代表的「ハノイの塔」をちょっと紹介します．
「前頭葉の機能」については84ページの「前の脳の働き」を参照して下さい．

ハノイの塔（Tower of Hanoi）とは

4つの穴のあいた丸い積木を，台の上にある3つの棒のうちの1つ（どの棒でもよい）に，下から大きい順に重ねて棒に通し塔を作ります（この塔をハノイの塔と呼びます）．

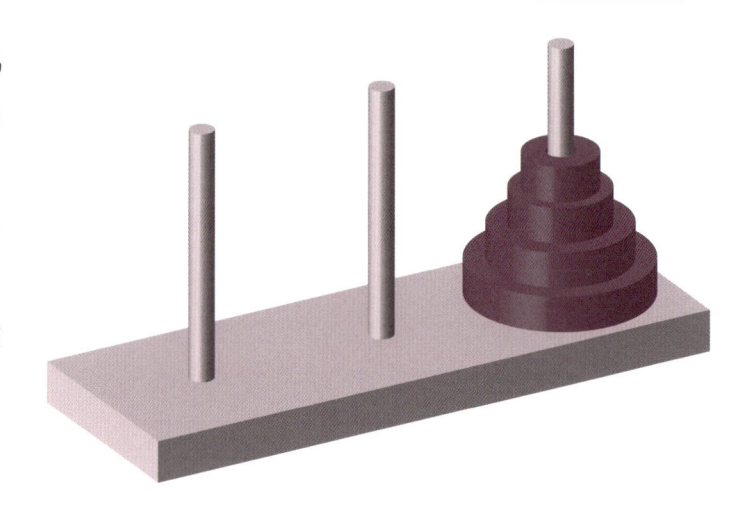

積木を一度に1つずつ別の棒（どの棒でもよい）に移動させて（図1），最終的に4つの積木を他の2つの棒のどちらかに移動させます（15回移動で完成）．

小さい積木の上にそれより大きい積木は乗せられない（図2）という決まりがあるので，守って行います．

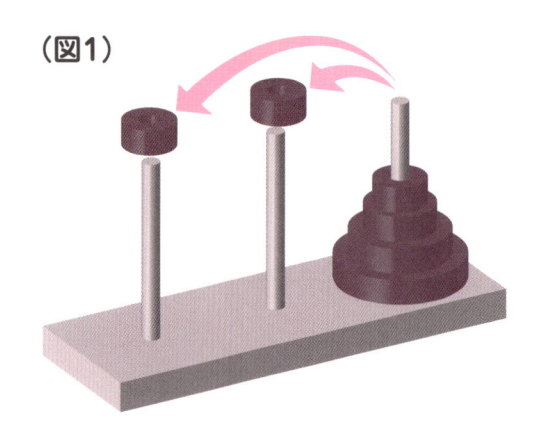

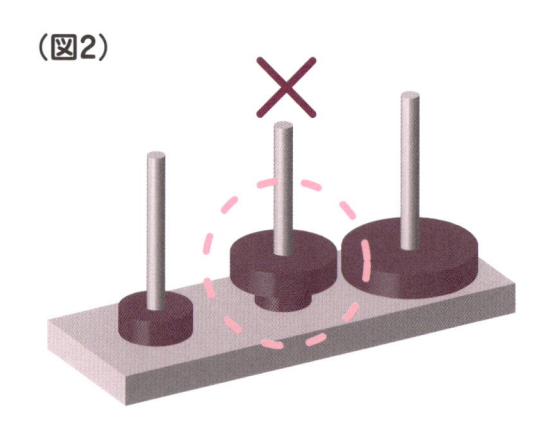

（図1）　　　　　　　　　　（図2）

ハノイの塔のねらいと効果

　1つの決まりを守って，最少回数で移動することを目ざします．この検査のねらいは，1つの積木を移動する時点で，次の積木の動かし方を先読みできる（見通しがたつ）か，また，それより先の動かし方まで考えて移動できるかを判定することです．移動の仕方は思考過程を示しています．（本人がどのように考えて行動したかがわかります）

　前頭葉機能は，「見直す」「推察する」「効率を考える」「計画する」等の能力をコントロールしています．移動の仕方を観察することで，これらの能力が使われているのか，いないのかがわかります．思考過程の特徴をつかむことが必要です．

①次の段階までの先読みはできるが，次の次までは考えられない
　➡計画性の低下
②先読みはできるが，途中で混乱する．➡実行性の低下
③最後までできるが試行回数が多い➡効率性の低下

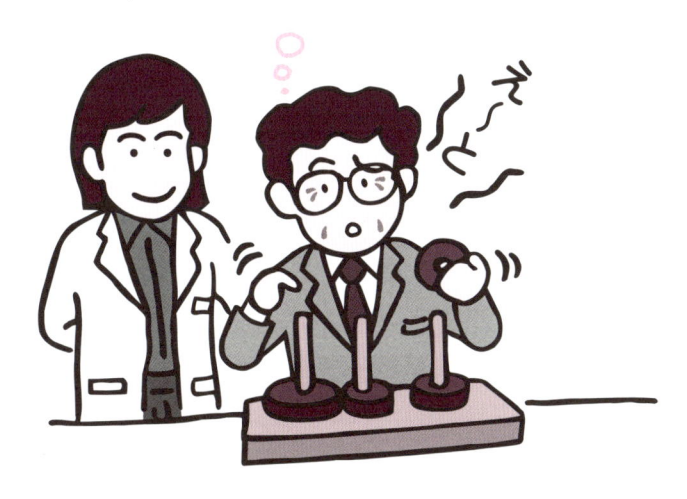

　「ハノイの塔」は遂行機能障害（68ページ「遂行機能障害」を参照して下さい）のリハビリテーションとしても使います．（遂行機能障害は前頭葉機能がうまく働かないために起こる障害です）

　「自己教示法」を紹介しましょう．自己教示法とは，自分で自分に声を出して言い聞かせる技法です．

＜自己教示法＞
　患者さんは声に出して積木の動かし方を説明しながら，積木を移動させます．
※説明はうまくまとまっていますか？

第1章

Eさん（59歳会社員）の例

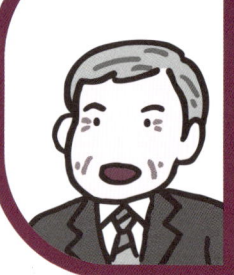

脳梗塞（のうこうそく）（損傷部位が両側後頭葉（りょうそくこうとうよう））

<脳梗塞とは>
脳動脈の閉塞，狭窄のため脳組織が壊死する
※後頭葉は，目からの情報を一つにすることで，物を立体的に見る働きをする．

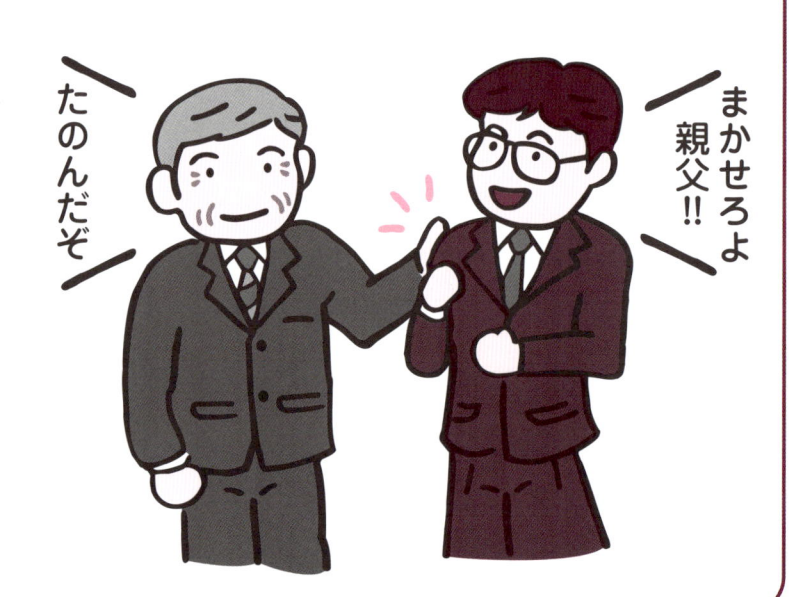

　Eさんは現在妻と二人暮らしですが，長男夫婦が近くに住んでいます．Eさんは実直な努力家であり，これまで仕事一すじに頑張ってきた甲斐もあり，一代で自分の会社を築きあげました．ある日の夜，自宅のトイレに行った際，急に倒れてしまいました．そして，救急車で救命センターに搬送されました．意識が戻った後，身体的・言語的な問題はなかったのですが，地理的な場所がわからなくなってしまいました．病後は，長男が会社を継ぐことになりました．入院中も自分の部屋，トイレ，訓練室がわからずウロウロして（※），何回くり返して場所を教えても覚えられない状態です．本人は自宅に帰ってからもトイレ，風呂，台所，仕事場がわからず，困っています．

※認知症による徘徊と異なり，本人に自分がどの場所にいるかわからないという自覚があるため，あてもなく歩きまわったりせず，他者に道を聞くことができます．

たのんだぞ

まかせろよ親父!!

☆Eさんの高次脳機能障害は？

「地誌的障害」「記憶障害」

「記憶障害」についての詳しい解説は56ページへ
「地誌的障害」についての詳しい解説は70ページへ

第1章

☆初回面接の様子
※患者さんと面接を行うことによって，今，患者さんがどのような症状なのかを把握していきます．

　自分が一代で会社を築きあげた人だけあって，対応は社交的で自分からよく話します．会話は問題ありません．「今までは，手帳を持たなくても自分の頭の中に全て入っていて，記憶力には自信がありましたが，今は病院へ行くときの道順もわからなくなったことがショックです」と言っていました．家の中でさえも場所がわからずウロウロするので，社員の前に出られないもどかしさを感じており，「社員に社長がおかしくなったと思われるのがくやしい」とも漏らしていました．

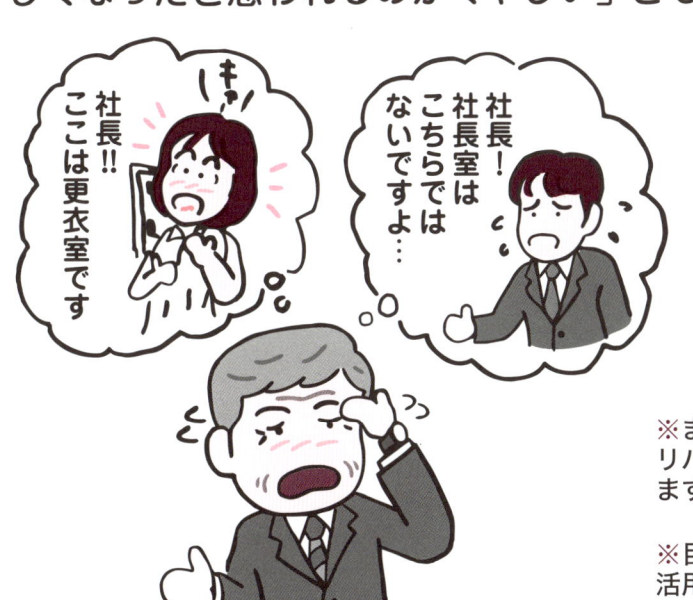

（社長!!ここは更衣室です）
（社長！社長室はこちらではないですよ…）

Eさんの特徴
◎病識がある
◎場所がわからないことに困っている

※まちがわないで目的地へ行くリハビリを行いましょうと促します．

※目的地までの「手がかり」を活用する訓練の説明をします．

第1章

☆家族との面接

※患者さんの家族の方と面接を行うことによって，患者さんの普段の生活にどのような支障があるかを把握すると同時に，家族の方々の対応の仕方なども説明していきます．

奥さんと面接しました．仕事人間のうえに，家庭の事も何でも夫が決めて，奥さんは頼りきっていたので大変ショックを受けているようです．しかし，今は，奥さんが夫の杖代わりとなって一生懸命支えています．（奥さんのがんばりを応援しましょう）

一緒に外出する時は，今までは夫が先導し，奥さんはただついていくだけだったのですが，今は家から駅までも一人では行けなくなってしまいました．「もともと夫は記憶力がすごく良かったので，今の別人のような夫を見ているとせつなくなります」と奥さんは言っていました．そして「家の中の場所がわかるようになるためには，家族は何をしたらいいですか？」と質問されました（※）．

トイレ，台所，風呂，仕事場へ行く道順を夫の部屋から矢印で示し，それぞれの場所の前に，大きな字で書いた紙（ex. トイレ）を貼ってEさんが一人でまちがわずに動ける手がかりにしましょうと提案しました．

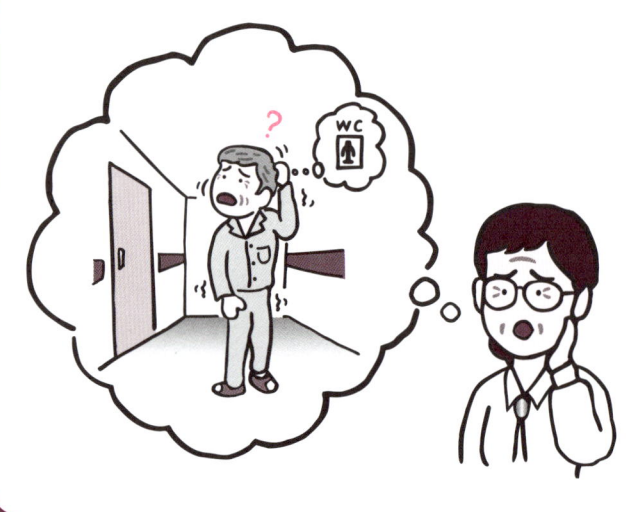

※家族が何をしたらよいか具体的に提示し，
①外出する際の妻の位置（夫を先に歩かせ，妻はすぐ後ろを歩く）や
②声かけのタイミング（本人の行動後）など，訓練方法について説明しましょう．

※写真を使って場所の確認をしながら目的地へ行く訓練は効果的です．

Eさんが受けた「神経心理学的評価」の内容

これから紹介する検査は患者さんが今回の病気や事故によってどの能力が弱くなったのか，またどの能力が保たれているのかを調べ，その結果から患者さんに合った訓練プログラムを作成するために行います

1）WAIS（ウェクスラー成人知能検査）

★この検査に関しての詳しい説明は22ページでも紹介しましたが，全般的な知的機能の状態（問題のない能力，弱くなっている能力）を見る検査です．

●Eさんの検査結果●
- 言語性検査のみ施行．理解力，判断力はあまり問題ないが，記銘力は低下している（覚えられない）．

2）標準高次視知覚検査

★この検査は視知覚，視覚認知，視空間認知，地誌的見当識を評価するための検査です．
（基本的な視知覚機能とは，長さ，数，形，線分のかたむき，錯綜，図形などの弁別，目測ができることです）

●Eさんの検査結果●
- 基本的な視知覚機能がかなり落ちている．
- 目で見てすぐ理解するのに時間がかかる．
- 目測ができない．

3）5単語記銘検査（記銘力検査）

★この検査に関しての詳しい説明は29ページでも紹介しましたが，今聞いたことをどれぐらい覚えていられるかの検査です．

●Eさんの検査結果●
- 2回目で4／5の正答．
- 聞き落としがある⇒大事なことを聞きのがす．

（評価）視覚認知・注意力・記銘力・視覚的全体把握力・同時処理が低下している

評価に基づいたEさんの訓練プログラム

1) **視覚認知訓練**（見たものが何であるか弁別できる能力の回復）（形や絵を使って全体の構成と構成部分を弁別する）
   ① 「視覚弁別」具体物・図形の異同弁別・欠所補完など
   ② 「視覚運動」なぞり書，なぞり絵，ふちどりなど
   ③ 「図形と素地」同形選択など
   ④ 「空間における位置」位置知覚など
   ⑤ 「空間関係」線つなぎ，回転図形など

2) **注意力訓練**（見落としの減少→気づきを促す，聞き落としの減少→集中力を高める）

3) **視覚的全体把握訓練**（目測できる力を高める）

4) **記銘力訓練**（覚える力を高める）

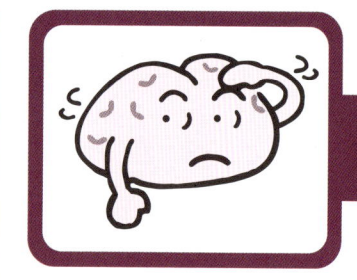

第1章

ちょっと紹介!! 注意力の検査とは？

注意力の検査をする時に行うテストに "Trail-Making Test"（横版）があります．視覚性の注意力の検査です．この検査はPart AとPart Bの2枚の検査用紙を使用します．単時間（数分）で視覚性の注意機能の動きを把握することができます．

この検査は数字やひらがなを使って速く順番通りにつなげていくテストです．

Part A　※目の動かし方をよく観察しましょう．（速く見つけられますか）
①→㉕をできるだけ速く線でつなぎます．

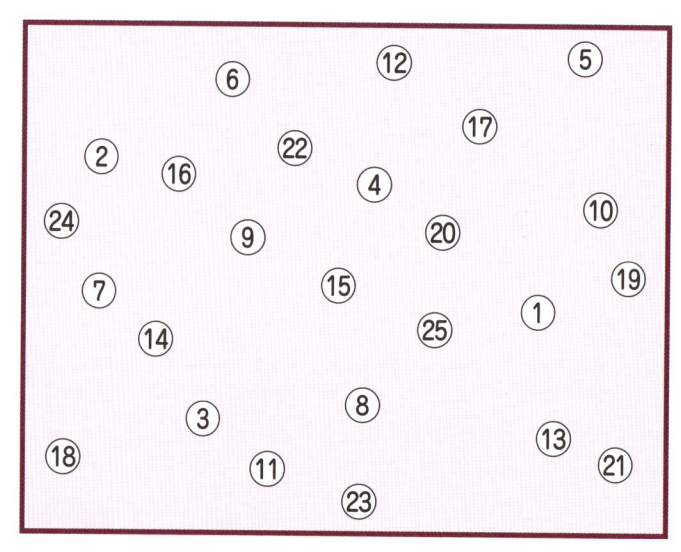

※かかった時間の速さを測定します（選択性注意力をみます）．
　年代別に速さの標準値があるので，比較して判断します．

	TMT（横版）の年齢別平均値	
	Part A	Part B
20歳代	66.9秒	83.9秒
30 〃	70.9秒	90.1秒
40 〃	87.2秒	121.2秒
50 〃	109.2秒	150.2秒
60 〃	157.6秒	216.2秒

※目を速く動かすことは，情報処理力に関与しています．
　（視覚処理速度訓練は，情報処理速度全般を賦活し，日常生活動作を速くすることに関与しています．）
※2019年にTMT-J（縦型）が発行されています．

Part B ※目の動かし方をよく観察しましょう．（先読みした動きをしていますか）

①→⑬とあ→しを交互にできるだけ速く線でつなぎます．

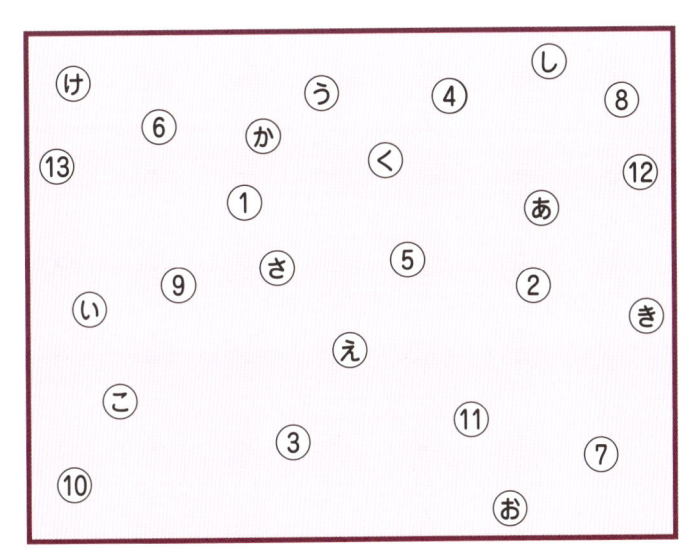

※かかった時間の速さを測定します．
  数字→ひらがな→数字→ひらがなと転換がスムースにできるかが重要です（注意の転換をみます）．
  (①→あ→②→い→③→う→)

※注意の転換は，感情，行動，認知の切り換えスイッチを入れたり，切ったりすることに関与しています．

※切り換えスイッチON⇔OFFをスムースにできるようにすることが必要です．
  →注意の転換訓練をする．

第1章

この検査のねらいと効果

　注意障害も障害の程度は，軽度から重度まであります．
　軽度では，Part Aでは速く見つけられても，Part Bになるとまごついたり，スムースに進まない状態が見られます．検査のやり方は理解できていても，見落としたり途中で混乱したりすることがあります．これは注意の切り換え（転換）がうまくいかないためです．
　また，重度になると，前ページの検査のPart Aの数字がなかなか見つけられません．視力や視野の問題ではなく，また，1から15までの数字の順序がわからないわけでもないのですが，なかなか見つけられません．「1→2→3→4…ええと4はどこにあるのかな？」と本人は一生懸命探しているのですが，見つけるのにとても時間がかかります．

※注意の切り換え（転換）力がどれくらいか，きちんと把握することが大事です．
※リハビリテーションによってどのくらい回復しているか確認することが必要です．
※Part A→速く見つけられる力＋続けられる力（気づく力に関与しています）
※Part B→速く切り換える力＋同時に2つ以上のことに注意を向けられる力（遂行機能に関与しています）

注意障害は，以下の4つに挙げる注意機能がうまくいかないために起こります．

1. 注意の持続……1つの事に注意が持続する力
2. 選択性注意……必要なものだけを選択する力
3. 同時処理………同時に2つ以上の事に注意が働く力
4. 注意の転換……必要に応じて注意の切り換えができる力

（→詳細は74ページ参照）

第2章

なぜ高次脳機能障害になるの？

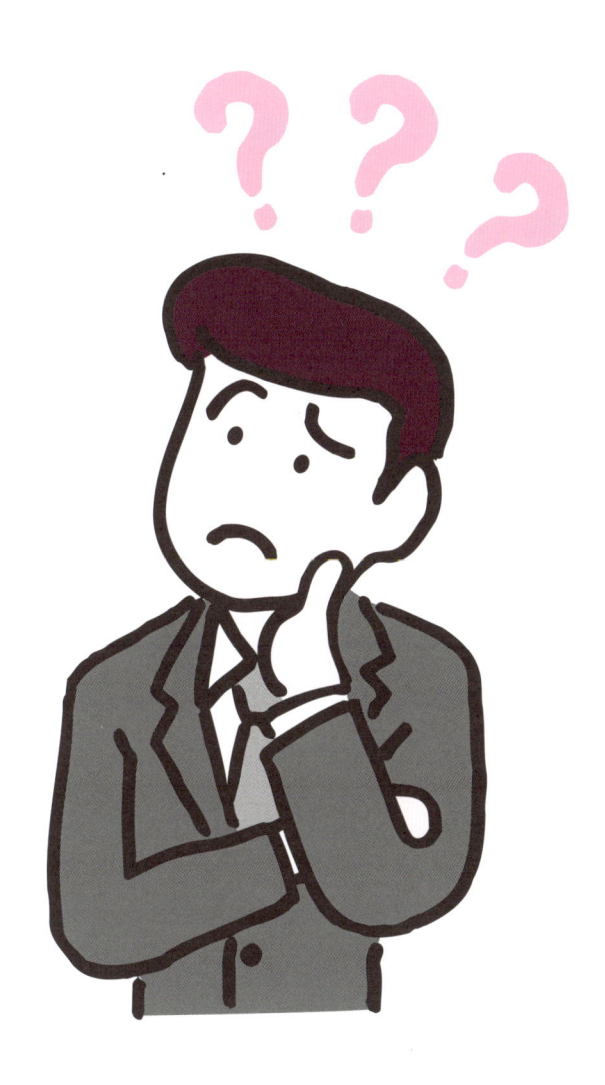

高次脳機能とは？

　人間は目（視覚），耳（聴覚），口（味覚），鼻（嗅覚），皮膚（触覚）から刺激を受け，脳にその情報を送っています．そして，脳は送られたいろいろな刺激を知覚し，言葉に置きかえたり，映像にしたりして学習します．またさらに，脳は記憶した知識や経験から，判断を下すこともします．

　このような脳の精神機能のことを，**高次脳機能**といいます．

　右の図は高次脳機能を入力の脳（知覚・言語・記憶・思考・学習・判断）と出力の脳（感情・行動・言語）に分けて示しています．

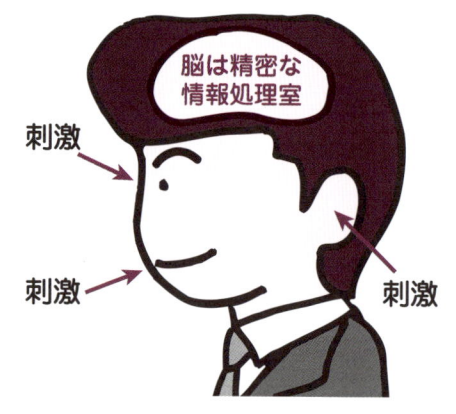

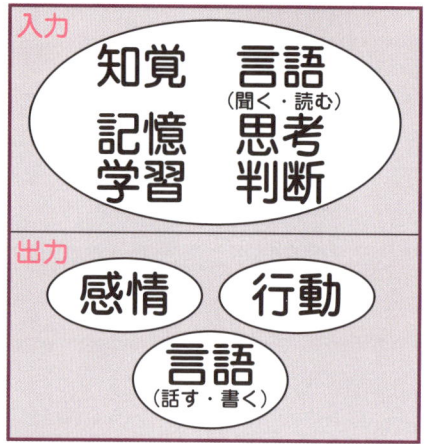

高次脳機能障害とは？　その原因は？

高次脳機能障害とは，
脳が損傷されて現れる症状のことです．

脳が損傷される原因には，大きく分けて3つあります．
①脳卒中（脳血管障害）　②脳外傷　③脳炎，脳症など
それぞれがどのようなものかについて詳しく次ページから説明します．

「脳が損傷されること」とは，

①脳の血管が切れたり，詰まったりすること→脳卒中（脳血管障害）
②脳が傷つけられたり，圧迫されたりすること→脳外傷
③脳が炎症を起こしたり，酸素不足になること→脳炎、脳症

☆脳が損傷される原因 その1

「脳卒中」(脳血管障害)

脳卒中(脳血管障害)には,脳の血管(動脈)が破れて出血する①脳出血および②くも膜下出血と,血管が詰まり,その先の血管に血液が流れなくなって脳細胞が死んでしまう③脳梗塞があります.

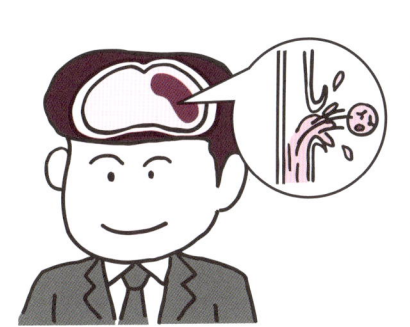

1. 脳出血

脳の中の動脈が高血圧,加齢によってもろくなったために,脳の血管が破れ,出血が起こり,脳細胞が壊死する.視床出血,小脳出血,皮質下出血,被殻出血,脳幹出血などがある.

被殻出血:片麻痺,感覚障害,半側空間無視,半側身体失認など
視床出血:記憶障害,片麻痺,失語様症状,半側空間無視,無欲など
皮質下出血:失語など
小脳出血:運動失調など
脳幹出血:四肢麻痺,感覚障害など

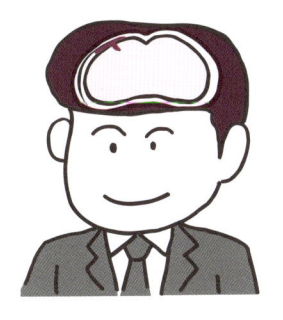

2. くも膜下出血

脳は三層の膜によって囲まれており,その膜の中の一つであるくも膜の下の空間に出血が起こり,脳細胞が壊死する.
※脳の大きな血管にできた瘤(動脈瘤)や動静脈奇形が破裂して,脳の表面に出血が起きる.

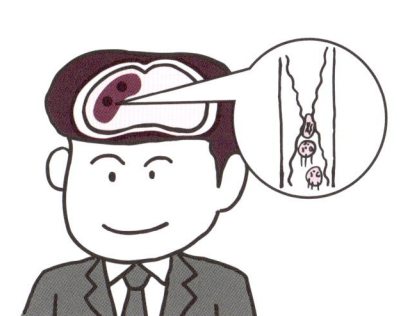

3. 脳梗塞

脳の血管が詰まり,その先の血管に血液が流れず,脳の栄養,酸素が不足し,脳細胞の壊死が起こる.
1) ラクナ梗塞
脳の細い血管壁が高血圧によって厚くなったり壊死を起こすことで,血管の内腔が狭くなりそこに血栓が詰まって起こる.
2) アテローム血栓性脳梗塞
脳の太い血管壁にコレステロールが溜まることで,血管の内腔が狭くなり,そこに血栓が形成されて起こる.
3) 心原性脳塞栓
心房細動などの心臓病により心臓内にできた血栓が脳に運ばれ脳の血管を詰まらせる.

第2章

脳卒中（脳血管障害）が起こる前ぶれ症状

1. 手足に脱力感（力が入らない）
2. 足がもつれる（うまく歩けない）
3. 「左手・左足」または「右手・右足」など身体の片方がしびれる
4. 言葉が出ない
5. 物が二重に見えたり，急に見えにくくなる
6. 飲みこみが悪い（食べ物・飲み物）

※症状が現れた後，5分～15分程度，遅くとも24時間以内に症状が消えてしまうことがある（一過性脳虚血発作）→必ず，なるべく早く医療機関を受診することが大切です．

脳卒中の発症状況

1. 突然起こる
2. 意識を失うことが多い

※症状が出る前の生活を振り返ってみましょう．→少し変えてみる努力をする．（キーワードは小さな努力）

①食生活の仕方（何を食べているか，食べすぎ，飲みすぎていないか）→記録にとる．
②働き方（無理が続いていないか，しっかり休んでいるか）→仕事を早く切り上げるようにする．
③身体の動かし方（よく歩いているか，筋肉を使っているか，ラクな生活をしていないか）→身体を鍛える．
④ストレスとのつきあい方（緊張がとれない，夜よく眠れない，があるか）→ストレス対処を知る．

※注意！
食べて，飲んでストレス解消し，身体を動かさない生活が習慣化しないように心がけましょう．

このような人は特に注意しましょう

高血圧・糖尿病・高脂血症・心臓病のある人

上記のような持病があり，働きすぎの人，普段から不摂生をしたり（寝不足，酒やタバコを多くたしなむ，肉食やファーストフードの食事が多い），精神的ストレスが高い状況にある人は注意しましょう．

※最近では40代の働きざかりの男性に高血圧症が増えています．定期的に血圧を測ることは予防になります．

☆脳が損傷される原因　その2

「脳外傷（のうがいしょう）」

　頭をぶつけたことで脳に損傷を受けた場合を脳外傷といいます．
　脳外傷※注）には，びまん性軸索損傷，急性硬膜外血腫，脳内出血，脳挫傷，急性硬膜下血腫，等があります．
　事故（自転車，バイク，自動車，スポーツなどの事故や転倒）により，脳に衝撃が加わり脳内部にずれが起こったり，脳内出血を起こしたり，圧力がかかったりして脳が損傷されます．
　外傷による脳の損傷は，脳卒中のように脳の一部や領域が障害されるのではなく，広くまんべんなく障害されることが多いです．

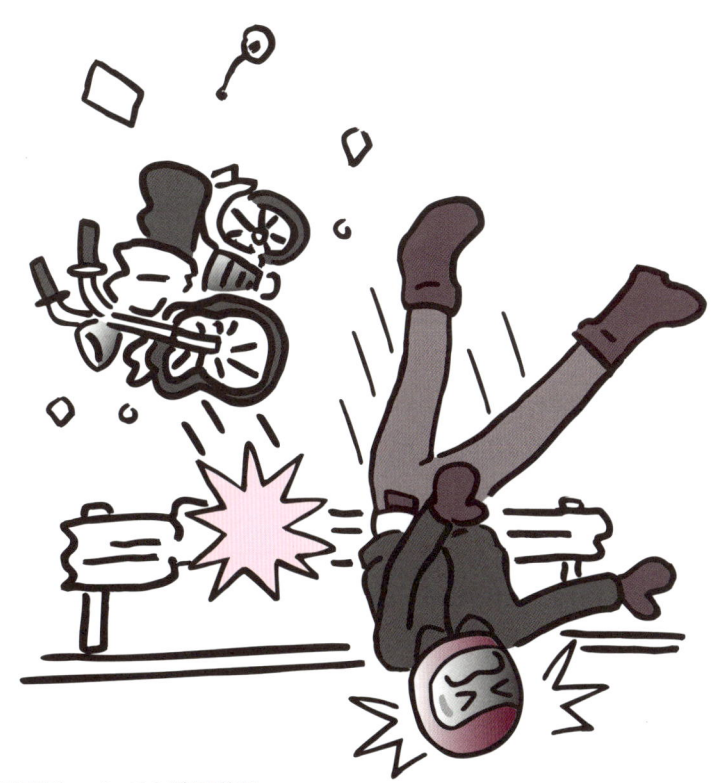

第2章

※注）脳外傷の各損傷についての補足説明
1. びまん性軸索損傷は，脳外傷の中でも特に広くまんべんなく脳全体が損傷されます．
2. 脳を囲っているもっとも外側の強く硬い膜（硬膜）に血腫（血液が貯まる状態）ができ脳細胞が破壊されることがあります．硬膜の外側の場合は「急性硬膜外血腫」となり，硬膜の下側の場合は「急性硬膜下血腫」となります．
3. 脳挫傷は脳組織の損傷で，毛細血管から出血します．

1. 衝撃が加わった部分の脳細胞が直接破壊された（外力が加わった局所とその正反対側の局所が損傷される）場合

計算ができない，字が書けない，文字が読めない，着る服の左右前後がわからない，記憶力が悪くなった等，低下した能力がはっきり見られます．（失計算，失書，失読，失行，記憶障害など）

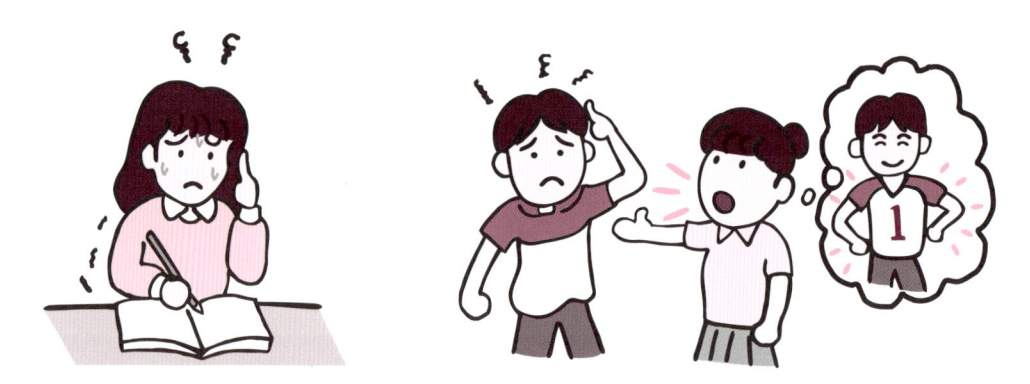

2. 広くまんべんなく衝撃を受けた場合
（衝撃を受けた時の回転加速度による，脳の深い部分の神経線維が破壊された状態）

1.に示した症状が混合していることが多いです．全体にボーッとした印象で，情報処理のスピード，物事に対する気づき，意欲などの低下や，情動の動きの不良さが見られます．（脳機能全体の情報処理，情報伝達がうまくいかなくなる）

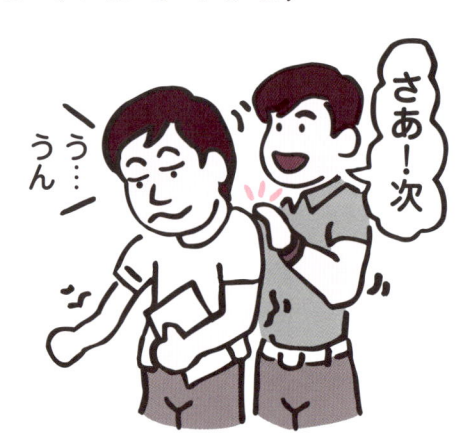

1，2に共通しているのは **注意力・集中力の障害**

※注意力の改善は大事です．まずは，注意力の回復にとりかかりましょう．

☆脳が損傷される原因　その3

「脳炎（のうえん）・脳症（のうしょう）」など

　ウイルスが原因で脳に炎症が起きたために，脳が損傷され脳炎になることがあります．

　急な発熱，頭痛，吐き気，意識障害が起き，痙攣（けいれん）の発作や行動異常が現れることもあります．

　心筋梗塞後や発作後，また水の事故（川や海で溺れる）後の心停止により，脳症の一つである低酸素脳症になることがあります．

ヘルペス脳炎・ウイルス脳炎

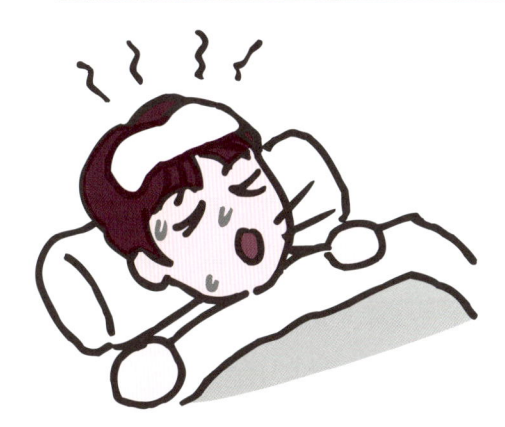

　多くは記憶障害や失語症（言葉が出にくい）等の症状が現れます．

　視力には問題がなくても，視野（左半分・右半分）障害が現れたり，物の見え方（失認症）が変わることがあります．

低酸素脳症

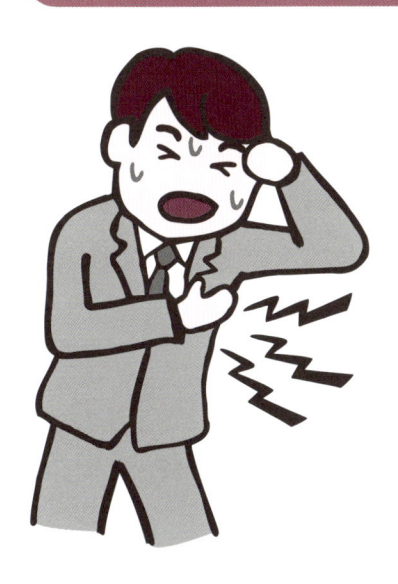

　身体障害※注〔失調・筋緊張異常・振戦（ふるえ）・ミオクローヌス〕やさまざまな症状（記憶・注意・視覚認知障害・失語・失行，前頭葉症状など）が現れることがあります．脳に酸素がどのくらいの時間不足したかによって症状は異なってきます．

※注）身体障害についての補足説明
1. 失調は，平衡感覚が悪く歩行などさまざまな動作の遂行を阻害します．
2. 筋緊張異常は，筋肉が随意収縮や機械的な刺激によって緊張状態になることをさします．
3. ミオクローヌスは，不随意運動の一種であり，手に持った物を落としたり，よろめいたりします．

第2章

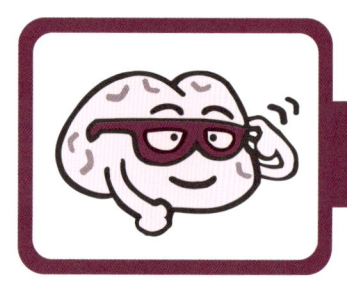

ちょっと注目!! その1
"保続"って何？

28ページに載っていた「保続」について説明します．高次脳機能障害の記憶障害や前頭葉機能障害に見られることがあります．

保続の症状

"保続"とは以前に『見たこと』『聞いたこと』『話したこと』『したこと』の内容が，その後変更しても，**修正できずに繰り返してしまう（反復）**ことです．つまり"誤りの修正"ができていないことをいいます．

例えば，最初に入った情報が誤った情報だった場合，通常の人の場合は後で正しく修正をして新しい情報が記憶されます．ところが，保続の症状がある患者さんの場合は，修正されずに最初の情報が正しいと思い，その最初の情報を『言い続ける』や『同じ事をする』といった行為を行います．

保続の具体例

患者さんは，同じ事を何度も言ったり，同じ行動をしたりします．具体例として，
（1）中島さんの名前を山田さんだと思うと，何度修正をしても「山田さんでしたね」と言ってしまいます．
（2）「左に曲がるとAさんの部屋」と思い込むと，右に曲がることが正しいのに，左に曲がろうとします．
（3）病院に行く日は「水曜日」なのに「火曜日」と思い込んでしまいます．

第3章

高次脳機能障害にはどんな障害があるの？

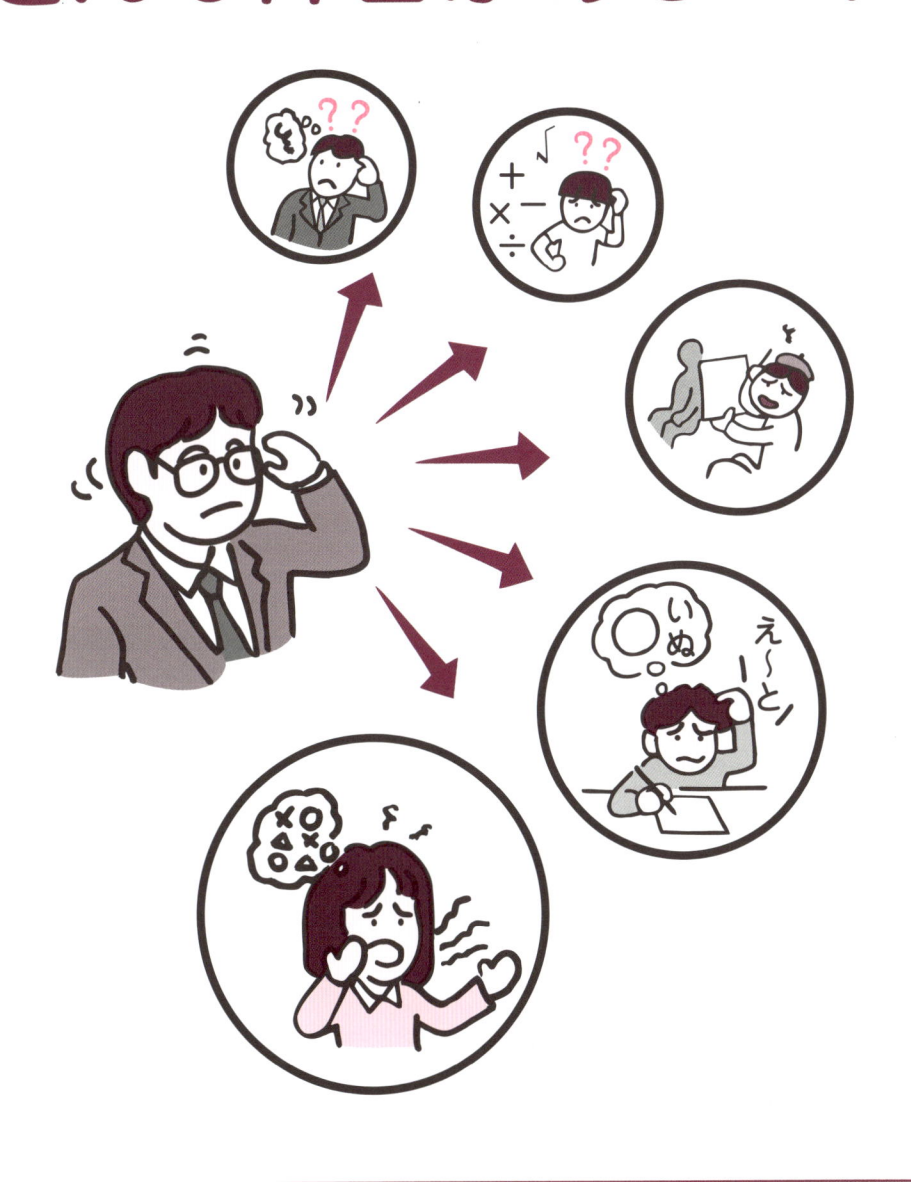

☆高次脳機能障害の症状分類

「注意障害（ちゅういしょうがい）」

　脳に損傷を受けた後は，"ボーッとした感じ""表情の動きが乏しい""全体に反応が遅い"ことに気づかれるでしょう．

　これらは全般性（ぜんぱんせい）の注意障害といわれる症状です．外からの刺激に対して，早く反応したり，注意が持続したり，集中したり，見つけたり，気がついたりあるいは転換したりすることがうまくいかなくなることが原因です．

　注意障害は44ページでも少し述べましたが，①注意の持続，②選択性注意，③同時処理，④注意の転換，という4つの注意機能がうまくいかないために起こります．

具体的には，

1，一つのことが続けられない．【注意の持続】
　（「続けられる力」は注意力や集中力を持続させながら，一定の行動を行うこと）

2，まわりの状況に気がつかない．【選択性注意】
　（「見つけられる力」は身のまわりのいろいろな刺激の中で1つの刺激を選択して，そこに注意を向けて行動を行うこと）

3，まわりの声や音にすぐ注意がいってしまい，落ち着かない．【同時処理】
　（「同時に見つけられる力」は，2つ以上の刺激に対して，同時に注意を向けて行動を行うこと）

4，状況に応じて注意を変換できず，同じ事を何度も言ったり，同じ行動をくり返したりする．【注意の転換】
　（「変えられる力」は，1つの刺激に対して行動を行っている時に違う刺激に注意を向け対応し，その後，元の行動にうまく変換して戻ること）

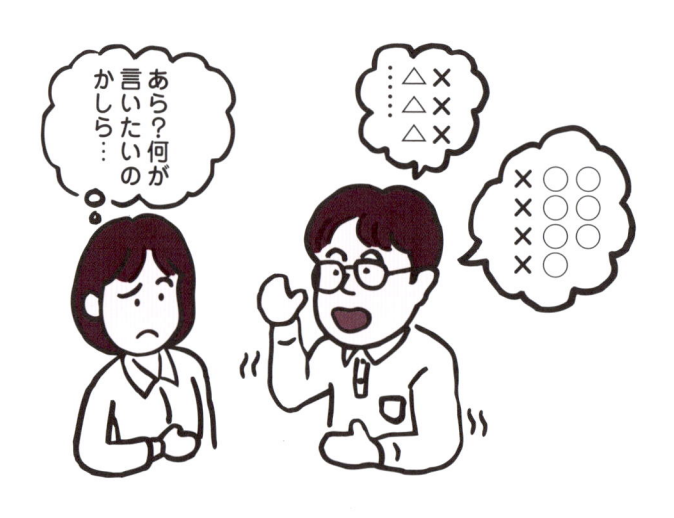

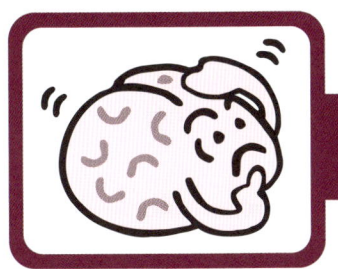

病気以前と比較しましょう
注意障害の特徴

すべての行動の基盤となる注意機能の改善は，生活の組み立ての土台となります．
見落としがちな「注意障害」に目を向けて改善をめざしましょう．

A. 見えているけど見ていない 聞こえているけど聞いていない

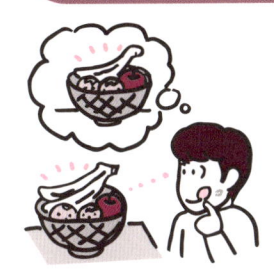

物が「見えていない」のではなく，まわりの物の一部に「気がつかない」状態です．
普段の生活の中で「自分自身」や「自分の身のまわりのこと」に関心が向いているでしょうか．「気づく」ことは「記憶」に関与します．「気づく」ことは大切なことです．
●まわりの対応
① 気づきを促す言葉かけをする
② 注意の持続が必要な事をさせる
③ 意識的に気をつけるようにする．

B. いろいろな刺激にすぐ反応して落ち着かない

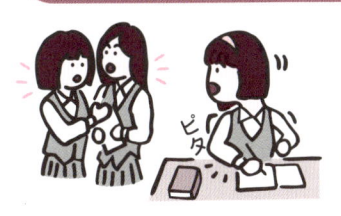

まわりの声や音に気を取られてしまい，注意力が散漫になる状態です．「このこととあのことを忘れないようにしよう」という2つ以上の情報を処理する力は「効率性」に関与しています．日常生活，仕事に支障が出ます．
●まわりの対応
①気がとられる音や声が聞こえない場所
↓
②音が聞こえる場所
↓
③声が聞こえる場所

①→②→③改善にあわせて段階的に回復させる．

C. 一つの事への集中は良いが，他に注意を転換できない

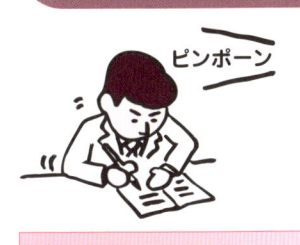

一つの事に集中することはできるが，他へ注意が向けられない状態です．「状況の変化に対して合わせる力」に関与しています．
●まわりの対応
①同時に2つの事をさせる（行為を通して改善をめざす）
（テレビを見ながらタオルをたたませる…etc.）
②時間を意識して（時計を見る習慣）取り組む練習をする

注意障害への対応
1) 自分の注意力が落ちていることに気づいてもらう．　→自覚や認識が必要
2) 日常生活の中で簡単なミスが多いことに気づいてもらう．　（他の人には，そのミスに気づかれていることを知る）

第3章

☆高次脳機能障害の症状分類

「記憶障害(きおくしょうがい)」

　記憶には，今，見たり聞いたりしたことを覚える力の『記銘力(きめいりょく)』と思い出す力の『想起力(そうきりょく)』があります．

　脳に損傷を受けた場合，昔の事を思い出す力の『想起力』は比較的保たれています．しかし，今，見たこと，聞いたことを数分〜数時間後にはもう忘れている人もいます．覚える力の『記銘力』が落ちてしまう人が多いのです．

記憶障害の人の特徴として，

1, 本人は自分の記憶力が落ちているとの認識がない．（病識がない）→自分の内部変化に気づけない→ミスの少ない生活を組み立て実行することにつながらない

2, 記憶力が落ちていることに困っていない．（悩まない）
　　→困らないと自分からメモを取る行為につながらない

3, 同じ事を何度も聞く．（本人は初めて聞いているつもり）
　　→自分に対する疑問（記憶力が落ちている）につながらない

4, まわりにいる人を疲れ果てさせてしまう．（脳の代わりをすることに疲れてしまう）（毎日，同じ事を聞かされるため）
　　→家族のストレス

　※家族がそれぞれの立場でできることを役割分担（ワークシェアリング）することが大切です．

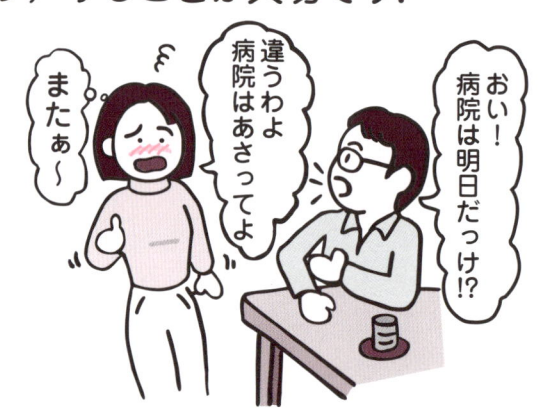

第3章

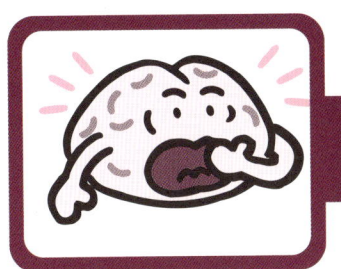

病気以前と比較しましょう
記憶障害の特徴

記憶障害の患者さんの多くは，自分が記憶の障害を持っていることを認識していません．そのため家族の方々の理解と協力が必要です．家族全員で「力を合わせて取り組もう」という気持ちになるには，家族でよく話し合いをする場をもつことが大切です．

自分への疑問を持てない

自分は今までどおり，生活も仕事もやれると思っています．記憶障害を指摘された事すら覚えていないことが多く，そのことで人間関係がうまくいかなくなり，トラブルを起こすこともあります．

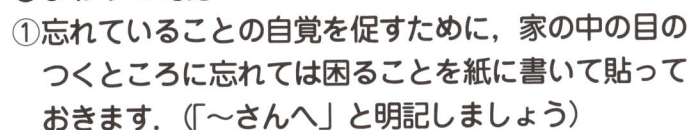

●まわりの対応
① 忘れていることの自覚を促すために，家の中の目のつくところに忘れては困ることを紙に書いて貼っておきます．(「～さんへ」と明記しましょう)
 ※たくさん貼りすぎると，自分への言葉ととらえにくくなります．1つ，2つ，3つと確実にできるようにしていきましょう．
② メモを取らないと困ることを箇条書きにしておくと良いでしょう．(写真，イラストなどがあると理解しやすく，また映像として記憶しやすいです)
③ 記憶のグループ訓練に参加しましょう．

記憶障害の患者さんに必要な事

① 患者さん自身が自分のほうが正しいと思い込んでいるため，家族の言うことを聞かないばかりか，時には家族に対して怒ったり，「おかしい」といった言動をすることがあります．そんな時でも，病気がさせていると理解し，見放したりせずに，「あなたをよくしたい」という思いが伝わるよう，根気強く接してあげることが必要です．
② 記憶障害であっても，印象に残ることは覚えていることがあるので，感情に働きかけることは大切です．(人と楽しい時を共有する)→グループ訓練に参加しましょう．
③ 「自分の記憶が落ちている」ことを患者さん自身が自覚する機会を作ることです．家族から言われた言葉は受け入れられなくても，同じ障害を持つ仲間の言葉は受け入れることもあります．記憶のグループ訓練(13ページ参照)に参加して，他のメンバーを鏡にして自分の状態に気づく機会を作りましょう．

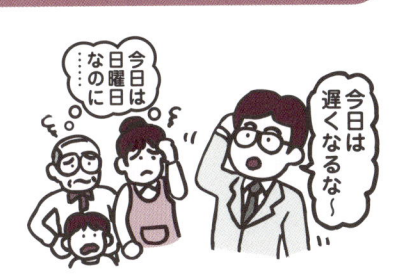

第3章

☆高次脳機能障害の症状分類

「失語症」

　言葉の障害です．「話す」「聞く」「読む」「書く」言葉によるコミュニケーション全般に関わる障害です．

1，話そうとするが言葉が出てこない．（相手の言うことは理解できる）
　　※聞かれたことはわかるのに，言葉がでてこない．
　　※聞きたいことがあるのに聞けない．　　【ブローカ失語】
2，相手の言っている言葉の意味がわからない．（自分から言葉は出てくる）
　　※聴力の問題はないが，言葉の意味が分からない．
　　※話し方はスムースだが，間違いが多く内容が伝わらない．【ウェルニッケ失語】
3，文章を読めない．
　　視力，視野に問題はないが，文章を読めない．
　　※書いてあることがわからない．文字を書くことはできる（書けるけれど読めない）　　【失読】
4，文字を書けない．
　　※意味のある文字が書けない．書きまちがいが多い．（思うように書けない）
　　　【失書】

　1つ以上の症状にあてはまったら，失語症といいます．
　※周りの人にわかってもらえず，一人で悩み，気持ちが落ちこみ，ひきこもりがちになってしまいます．（言葉を失う＝孤独感が強くなる）
　※コミュニケーションしたいのにできない，伝えたい思いが伝えられない，"つらさ""せつなさ"などの苦悩を理解しようとすることが大切です．

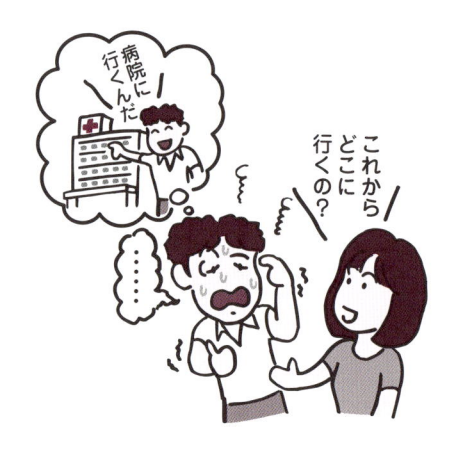

※失声症
心理的ストレス（ある出来事によるショック）から言葉がでなくなることがあります．心理的な問題が原因となって起こる症状で失語症ではありません．

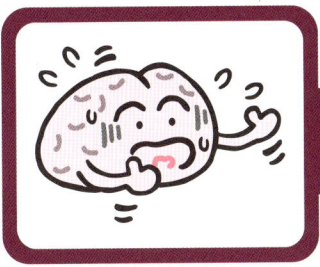

病気以前と比較しましょう
失語症の特徴

①滑らかにしゃべれない
②相手の話を理解できない
③文字の読み書きができない
　コミュニケーションがうまくできなくなります．言葉が出なくなると人と会うことがつらい時があります．

A. 話し言葉の障害（左大脳前方のブローカ野の損傷）

1）話し言葉
- 出ない言葉がある
　※わかっているのに言葉が出ない
　※言いたいのに言葉が浮かばない
- 音声がはっきりしていない
　※唇，舌，のどなどの問題で音が正しく作れない

2）スムースさ（流暢性）
- スムースだけど，言葉の言い誤りがある．
- つっかえつっかえ話す．
　※言葉を出そうと努力してたどたどしくなる話し方となる．

B. 聞き言葉の障害（左大脳側方のウェルニッケ野の損傷）

- 日常生活レベルの文章や会話の内容はわかる．
- 文章や会話が長くなったり，内容がこみいってくるとわからなくなる．
　※聞こえた言葉が意味に結びつかない．　※聞いた言葉を記憶できない．
　※伝言，メモがむずかしい．　※意味が似た言葉や発音の似た言葉はまちがえやすい．
　※話題が急に変わるとついていけない．

C. 読み言葉の障害（左角回）左側頭葉後下部

- 漢字，ひらがな，カタカナや文章が読めない．
　※読むのに時間がかかる．　※読むことにエネルギーを使い内容が理解しにくい．
　※読んでいるうちに前に読んだ情報を忘れる．　※漢字は仮名より理解しやすい
　※「て，に，を，は」の助動詞，「だから，けれども，しかし」などの接続詞で文章が長くなると内容の理解がむずかしい．

D. 書き言葉の障害（左角回）左側頭葉後下部

- 文字が書けない．文章が書けない．
　※漢字より仮名のほうがむずかしい．　※文法が複雑な文はむずかしい．
　※五十音表の指差しで意思を伝えることができない．
　※筆談はむずかしい．
　※簡単な漢字を書けることはあるが完全ではない．
　※パソコンの文字入力ができない．

第3章

☆高次脳機能障害の症状分類

「失認症」

　見ること（視覚），聞くこと（聴覚），触ること（触覚）の機能には問題はないのですが，それが何であるかがわからない症状を失認といいます．それぞれ視覚失認，聴覚失認，触覚失認といわれます．視覚失認が多いです．物は見えているのに，それが何であるかがわからないというのは，

① 見せられた物を1つのまとまった形としてとらえられない（視覚的全体把握）場合※1．（視覚的に構成できない）

② 1つのまとまった形としてはとらえられるが，意味と結びつかない場合※2．〔本は見えているが，本という意味（読むもの）と結びつかない〕（意味がわからない）

※1　統覚型視覚失認
　　物を見ても何かわからない．物を形から認識することができない．物についての知識はあり，物の名を言われれば正しい説明ができる．その物の特徴的な音を聞いたり，触ったりすればわかる．動きを見てもわかる．模写は不良である．

※2　連合型視覚失認
　　物を見ても何かわからない．物の形は認識できるが意味と結びつかない．物についての知識はあり，聞いたり，触ったりすればわかる．動きを見てもわかる．模写は正確にできる．

※3　統合型視覚失認
　　形態認知が一部可能．マッチング，模写に時間がかかる．

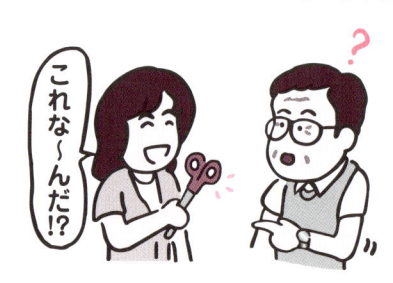

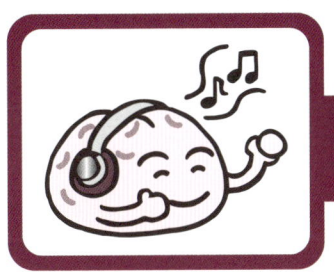

病気以前と比較しましょう
失認症の特徴

視力・視野に問題がないのに，見せられる物が何であるのかわからないのです．
①模写ができるか，②選択できるか，をチェックしてみましょう．

A. 簡単な絵や図を模写してみましょう

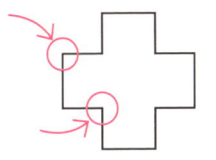

※接合部分がきちんと描けるか　※重なり図形が描けるか　※立方体が描けるか　※バランスよく描けるか（辺の長さが同じ）

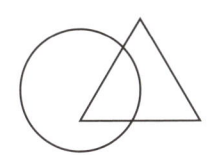

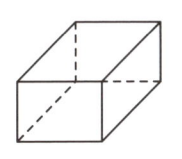

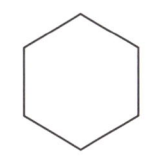

描いた絵を見ると，2つの図形が重なり合っていたり，立体図になると部分的には描けるが，全体的な構図がうまく描けないことがあります．（模写ができるかどうかチェックしてみましょう）

B. 左の絵と同じ絵を一つ選んでください

この検査は似たようなものの中から，正しいものを選択できるかどうかを見る検査です．絵を見せて選択できるかチェックしてみましょう．（異同弁別，左右対称，奥行き判断がわかるかチェックしてみましょう）

※細部の違いが見つけられるか

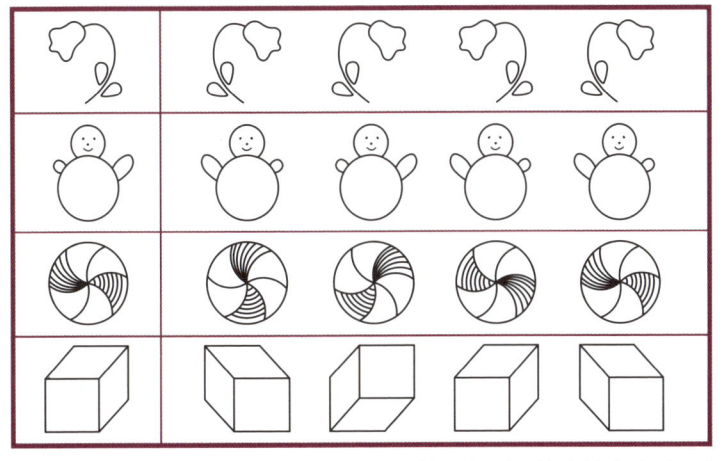

第3章

（日本文化化学社，「フロスティッグ視覚認知発達検査」より）

☆高次脳機能障害の症状分類

「失行症(しっこうしょう)」

　日常生活で何気なく行っている一連の動作がうまくできないことをさします．

　簡単な動作であり，何であるかも理解しているけれど，実際にやってみるとうまくできない症状をいいます．麻痺(まひ)・失認(しつにん)・失語(しつご)の問題では説明できない動作の障害です．

　※どのような動作をするのか正しく認識できているのに，その行為を正しく遂行できない．

　「お茶を入れてください」と言われ，お茶を入れることの意味はわかっている（失語ではない）のに，道具を使ってお茶を入れることができない（麻痺はない）のです．道具は見えています（失認ではない）．

　※すでに教育や経験によって獲得されている合目的的な動作ができない状態です．

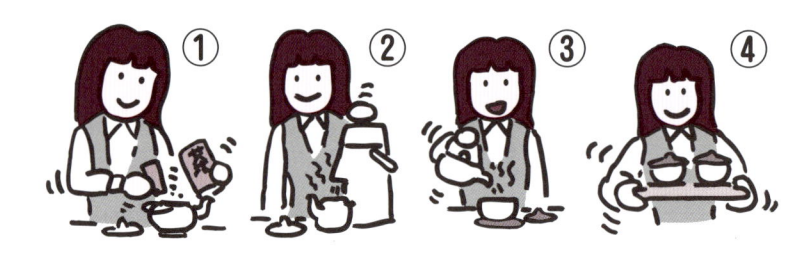

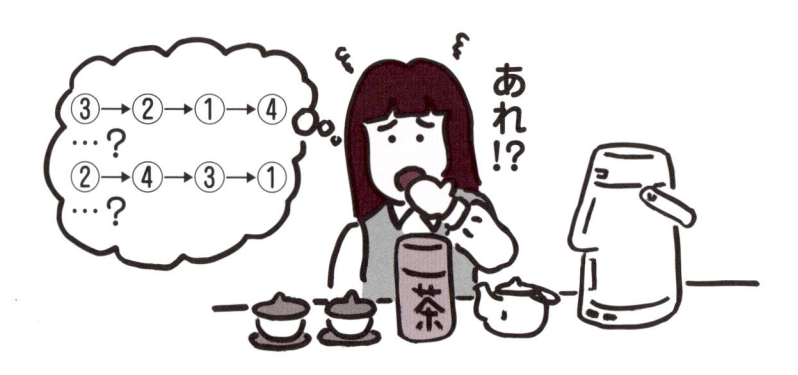

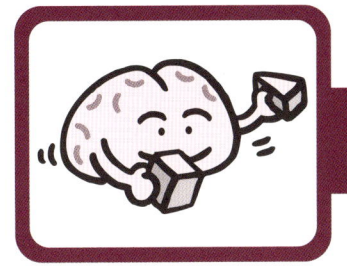

病気以前と比較しましょう
失行症の特徴

道具を使おうとするとその使い方がわからないのです．
①→②→③の順番に行い，動作をよく観察しましょう．どこでうまくいかないかを記録にとります．うまくいかないところを手伝い，くり返して，できるように練習しましょう．

A. 日常的な動作をまねてもらいましょう．

＜テストの手順方法＞
① 口頭命令でできるかチェックしましょう
② 模倣でできるかチェックしましょう
③ 実物使用できるかチェックしましょう

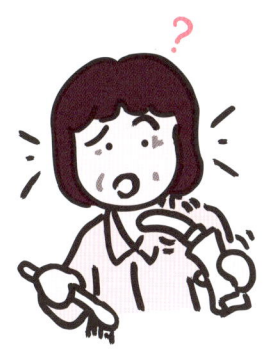

① **歯をみがく動作**
　①歯をみがく動作をして下さい．
　②歯をみがく動作を見せて同じようにまねしてもらう．
　③歯ブラシと歯みがき粉を渡しどのように使うか実際にしてもらう．

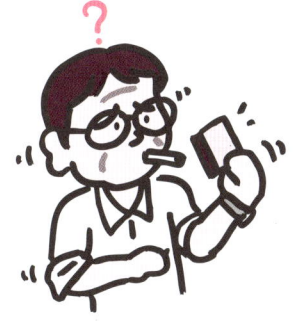

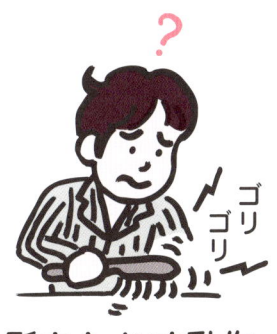

② **髪をとかす動作**
　①髪をとかして下さい．
　②髪をとく動作を見せて同じようにまねしてもらう．
　③ブラシを渡し，どのように使うか実際にしてもらう．

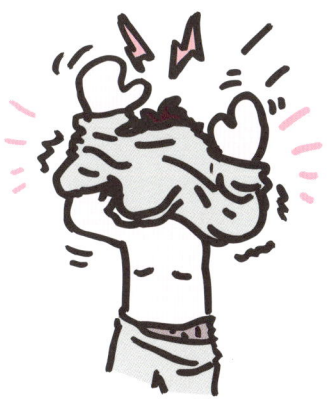

③ **ライターでタバコに火をつける動作**
　①タバコに火をつけて下さい．
　②タバコに火をつける動作を見せて同じようにまねしてもらう．
　③タバコとライターを渡しどのように使うか実際にしてもらう．

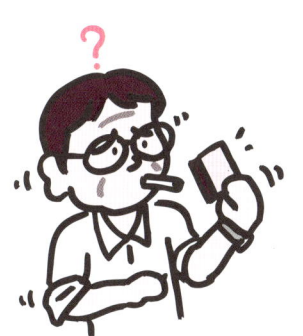

④ **急須でお茶をいれる動作**
　①お茶をいれて下さい．
　②お茶を入れる動作を見せて同じようにまねしてもらう．
　③道具を用意し，実際にお茶を入れてもらう．

⑤ **洋服をぬいで，また，着る動作**
　①服をぬいだら，また着て下さい．
　②服をぬいだ後，また着る動作を見せて，同じようにまねしてもらう．
　③服を渡し，実際にやってもらう．

第3章

☆高次脳機能障害の症状分類

「半側空間無視（はんそくくうかんむし）」

　右の脳が損傷されると，左の視野に障害が起こることがあります．左側が見えないのではなく，左側に意識がいかないために，左側にある物が認識できない症状です．右脳は左側空間への意識に関与しています．（82ページに右の脳の働きを紹介しています）

　左側に意識がいかないというのは，
① 食事をする時，左側にある物に気づかない
② 本人から見て左側にある物・人が認識できないために，物や人にぶつかったり，つまずく傾向が見られる
③ ひげをそると左側をそり残す
④ 探している物でも，たいてい左側を探していない
　という症状がでることです．

※意識が向くと①②③④の症状はでません．
　まずは首を左に向ける練習から始めましょう．
※左側にある具体的な物を注意するような言葉かけをすると，首を左に向けて言われた物をさがすようになります．
※左側に家族が座るようにしたり，左側から声が聞こえるように工夫し，本人が左側を意識するように意図的に関わりましょう．
※「左を見ましょう」「左を注意しましょう」という指示は，本人が意識できる"左"しか注意できないので，「左のコップを見ましょう」「左にあるイスに注意しましょう」と具体的な言葉かけが必要です．

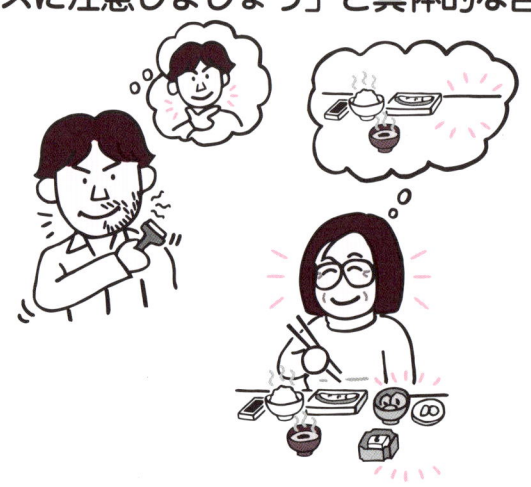

第3章

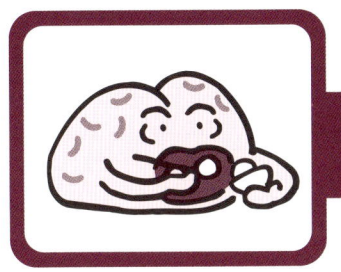

病気以前と比較しましょう
半側空間無視の特徴

半側空間無視の患者さんは，左側の物を見落とす症状が出ますが，左目が見えなくなっているわけではありません．左側に意識が行き届かないために起こることです．

A. 簡単な絵を描いてもらい，絵を見比べる

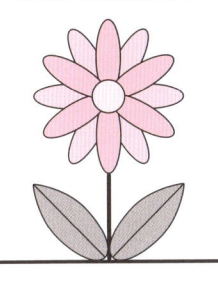

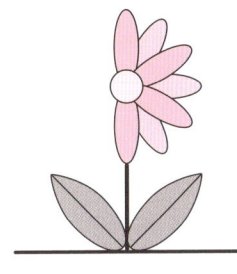

両方の絵を見比べてみると，左半側空間無視の人の絵は左の花びらが描かれていないことがわかります．
（模写してもらうとわかる）

（見本）　　（左半側空間無視の人の絵）

B. ひもの真ん中を触ってもらう

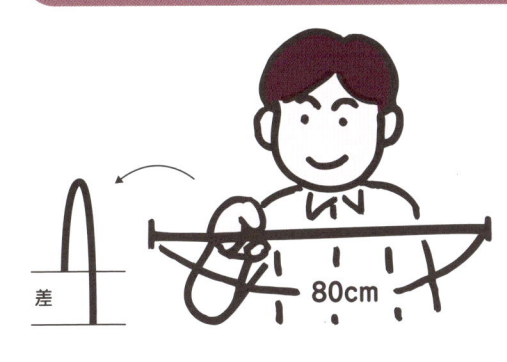

80 cmくらいのひもを，患者さんの目の中心から均等に見せ「真ん中を触ってください」と聞いてみる．
※触った位置が右側によっていたら，左半側空間無視です．本人が触った部分からひもを重ねて，その差が大きいほど無視の範囲が広くなります．（何回か試してみましょう）（ひもがあればどこでもすぐチェックできます）

差
80cm

C. 普段の行動に見られる症状

① 顔が右側に向いていることが多い．（自然と右傾化する）→左側に向くように声，音，必要な物を左側に置く．
② 目線が右側を向きがちである．（左側を見ない）→追視をさせる．
③ 横書きの文章を見せると，左の部分の読み落としがある．（文章がつながらない）→1つの文章を完成できるまで読む練習をする．
④ 10万単位以上の数字を見せて読んでもらうと読みまちがえる．
　（836500→36500）→数字を聞かせて目で確認させる．
⑤ 左の足元を見ない．（左の足元にある物にぶつかる）→ぶつかる前に声で知らせて足元を見る練習をする．
⑥ 物によくぶつかり危険である．→環境調整を行う．（危険な物をしまう，など）

第3章

☆高次脳機能障害の症状分類

「半側身体失認(はんそくしんたいしつにん)」

　身体の半側に麻痺のある患者さんの中に，自分の半身の存在が認知できない人がいます．半側に麻痺（主に左麻痺の人に多い）があるのに，聞いてみると「麻痺はない」と言います．また，まだとても歩ける状態ではないのに「歩ける」と言うこともあります．

　まれには，麻痺しているほうの手を自分のものとわからなかったり，自分の手ではなく他人の手であると言うこともあります．

　自分の身体の感覚を認知できないのです．（右中大脳動脈領域の脳血管障害の方に多い．）

　麻痺している身体を自覚できないため，転倒の危険があります．

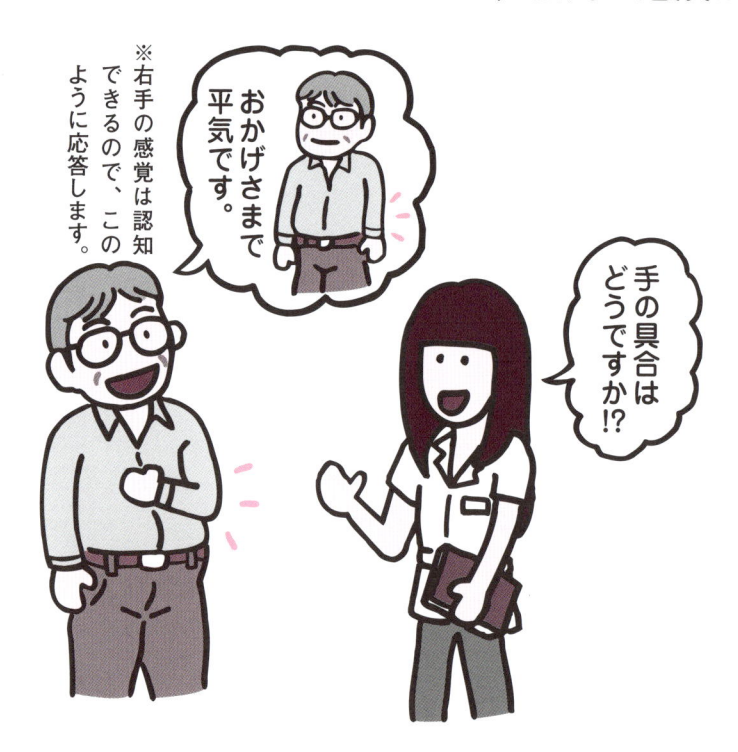

第3章

（吹き出し）おかげさまで平気です。

※右手の感覚は認知できるので、このように応答します。

（吹き出し）手の具合はどうですか!?

※麻痺している手や足に意識を向ける言葉かけを行う．
　（左手の具合はどうですか？）
　（左足の具合はどうですか？）
※麻痺している手を使う行為を促す．→うまく使えないことを行為を通して確認させる．

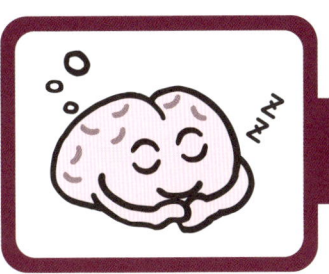

病気以前と比較しましょう
半側身体失認の特徴

半側身体失認の患者さんは，自分の麻痺している部分を認知できないので，どうしても訓練中に不自由な部分への配慮が足りないことが多く見られます．まずは自分の身体が麻痺していることを自覚させることが大切です．

A. 「手や足は動きますか」と聞いてみる

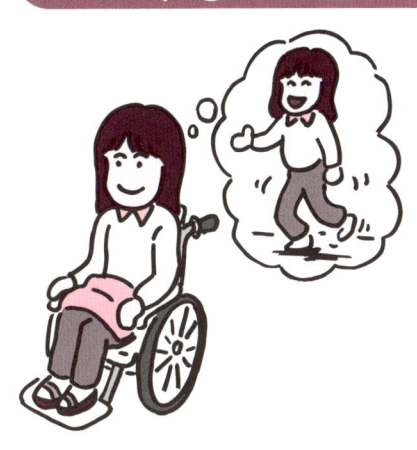

患者さんに「右か左か，どちらかに力が入らないことはありますか」と聞いてみてください．→「ない」と答えたら，「左手」「左足」をさわり，「左手」「左足」は力が入りますかと聞く．

患者さんは，病気以前の歩ける自分のイメージが残っているため，現実の麻痺のある身体になっても，今も自分は歩けると思っています．（理解力が悪いのではありません）→歩行訓練を通してうまく歩けないことを体験させる．

B. 会話の中に，不自由になった身体についての話が出てこない

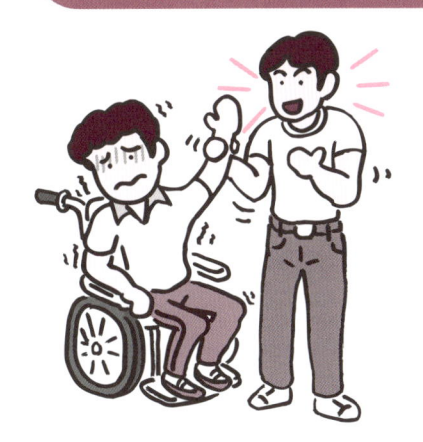

不自由になった身体のことを話題にするのをわざと避けているのではなく，自分の身体が不自由であることに意識がいかないためです．（うそをついているのではない）

患者さんに対して「さあ，ちょっと立ってみましょうか」などと言うように，実際の行為を通して修正しましょう．
→体験を通して自覚させる
※行動することで気づかせることが大切です．言葉だけでは認知できません．

第3章

☆高次脳機能障害の症状分類

「遂行機能障害」（すいこうきのうしょうがい）

　生活していくうえで，計画力は大事な能力です．

　『だんどり』『手順』を考える時は，なるべく無駄な事はしないで，効果的に楽にできるように順番や，やり方を工夫します．

　このように，何かをしようと思う時に手順を計画し，効率的に行うまでの機能を遂行機能といいます．

　この機能をうまく働かせるためには，高次脳機能の中の記憶，知覚，言語，思考，判断等の能力をまとめて使える力が必要です．

　このまとめて使うという遂行機能力は前頭葉が担っています（84ページ参照）．

　通常，病院で診察を受ける時には受付に予約券を提出しますが，男の子は予約券を出し忘れているために，待ちぼうけをさせられています．このような通常行う『だんどり』や『手順』が，遂行機能障害になるとうまくいかないのです．

※遂行機能とは，目的をもった一連の活動を有効に成し遂げるために必要な機能であり，自ら目標を設定し，計画を立て，実際の行動を効率よく行う機能です．

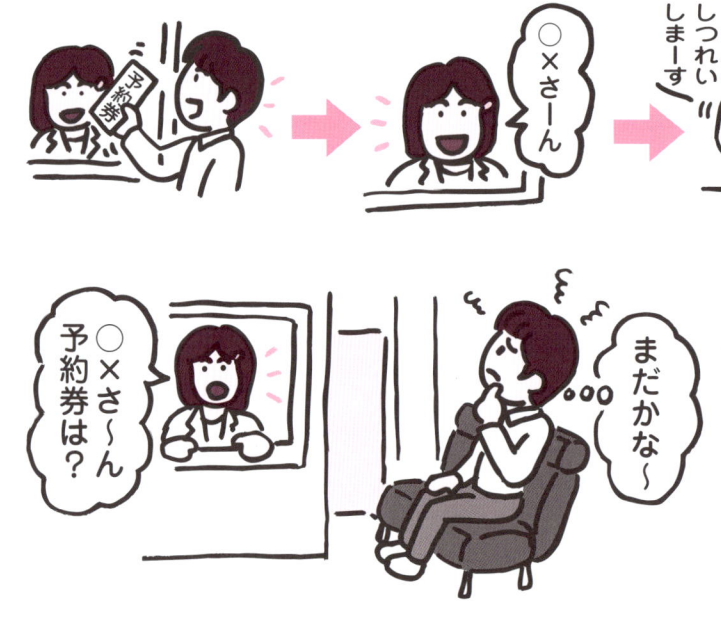

第3章

※日常生活の中での観察により気づかれる．
- 料理の手順
- 銀行，郵便局の手続き
- 日程の計画
- 買い物の仕方
- 約束の遂行，など

病気以前と比較しましょう
遂行機能障害の特徴

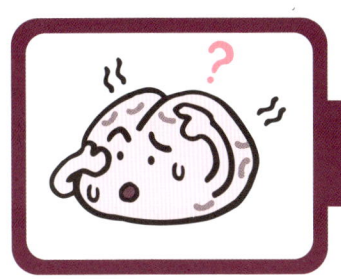

物事を効率良くするために，「だんどり」や「手順」を考えたり，工夫することが必要です．仕事を効率的に行うためには遂行機能力が不可欠です．
※日常生活，学習，仕事を行う時にスムースにできない．

A. 時間の見積りがうまくできない

「何時にどこで」の約束を実行しようとする時，どのくらい前に家を出るのか，交通手段はどれを使うと早いか，等の判断がうまくできません．

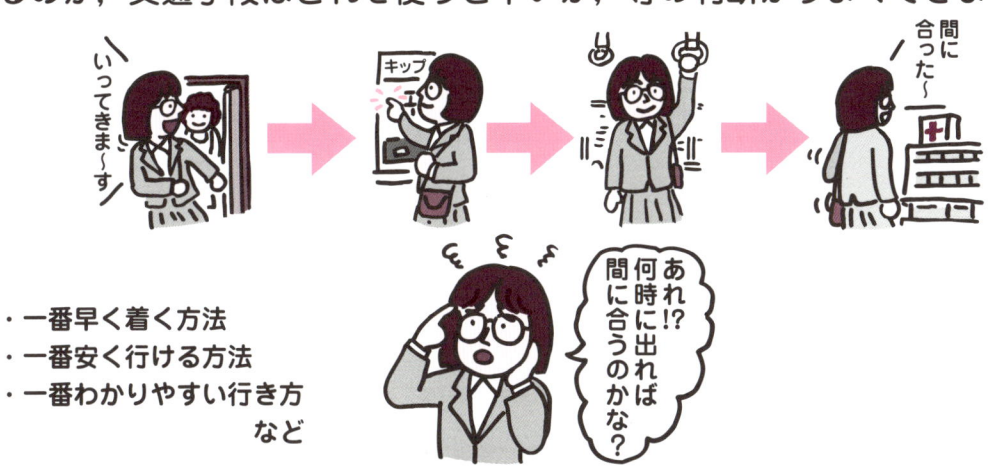

・一番早く着く方法
・一番安く行ける方法
・一番わかりやすい行き方
　　　　　　　　　　など

B. 使い方に工夫ができない

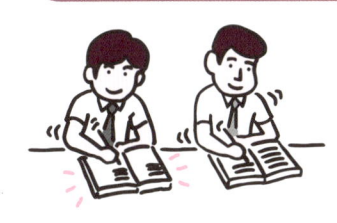

ノートや手帳にメモを取る時に，あとさきを考えずに書き込む．書くスペースを計画して書けない．（ノートや手帳のスペースを合わせた文字数や文字の大きさを考えて書くことができない）（たくさん書き込みすぎて何が大事な事なのか，あとから見てもわからない）

C. 行動の先読みができない

一つひとつの行動はできるが，次の行動にスムースに移ったり，まとまった行動ができずに，モタモタしてしてしまいます．
<行動の先読みの例>
電車を乗り換える時，改札口に近くにとまる車両はどこかを先読みして乗る→歩く距離，かかる時間の効率性を考えて行動する

☆高次脳機能障害の症状分類

「地誌的障害」

　地理・場所に関してのみの障害です．よく知っているはずの道で迷ったり，新しい道順をなかなか覚えられない症状をいいます．
　また，家の見取り図や，家から駅までの簡単な地図が描けません．
　さらに，よく知っているはずの風景や街並，建物を見てもそれがどこなのかわかりません．地図を見て道順を理解することもできません
　通院している病院の診察室やトイレの場所がわからずウロウロしたりします．
※右後頭頭頂葉の損傷が多い．
※右脳梁膨大部から頭頂葉内側部にかけての脳損傷では，道順障害と地誌的記憶障害の両方を合併するものが多い．

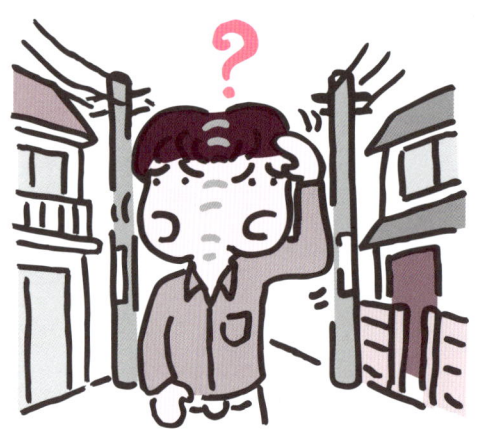

←よく知っているはずの道がわからなくなり実地に行動の異常をきたす（道順障害）

↓家の間取りや地図の口述，記述などを描いたり，言葉で説明したりできない（地誌的記憶障害）

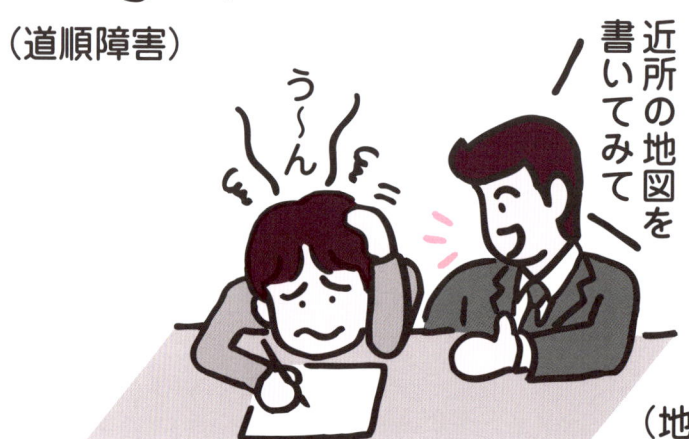

（道順障害）

（地誌的記憶障害）

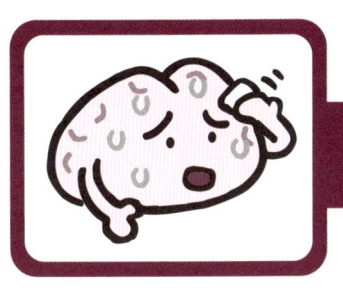

病気以前と比較しましょう
地誌的障害の特徴

初めて旅行した場所で道に迷うことは地誌的障害ではありません．よく知っているはずの道，何度も行っている場所で迷うことです．

A. 家の近くの写真を見せる

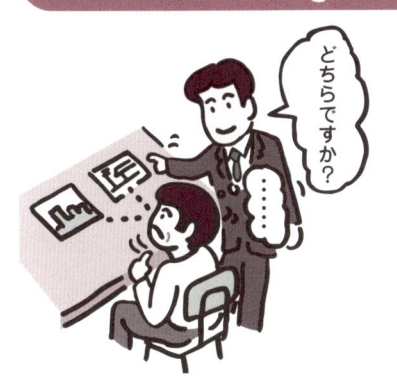

家の近くの建物，街並，風景などの写真を何枚か見せてみましょう．

患者さんがよく知っている場所の写真を指さし，例えば「近所のコンビニはどちらですか?」というように患者さんに聞いてみます．

※見分ける時の目印を意識づけましょう．

B. 家の近くの地図を見せる

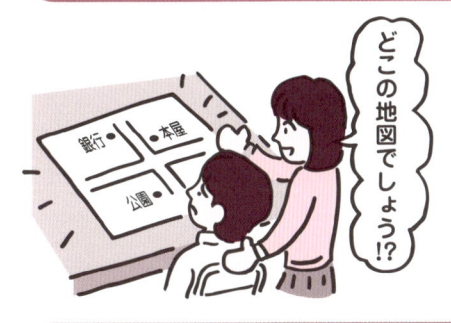

家から駅までの地図を見せて，どこの地図か聞いてみましょう．

目印になる物（例：銀行，公園，本屋など）をいくつか描き込み，患者さんに聞いてみます．

C. 家まで帰る道順を確認する

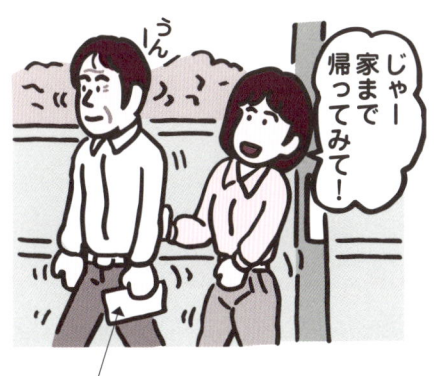

よく知っている場所に連れていき，そこから一人で自分の家に帰ってみてもらいましょう．家族の方は後からついていくようにし，先導しないように気をつけます．一人で帰る様子を観察しましょう．どこでまちがうのかチェックし，次からは写真（まちがった場所にしるしをつけた写真）を見ながら帰るように練習しましょう．

☆高次脳機能障害の症状分類

「社会的行動障害」（行動と情緒の障害）

情緒（喜怒哀楽・感情のコントロール）や意欲（自発性）に問題をきたしたり，状況に適した行動がとれなくなります．

情緒面では，子どもっぽくなったり，家族に依存的になったりする人もいます．怒りっぽくなったり，突然泣きだしたりすることもあります．まわりに対して無関心になり，無表情になることもあります．

感情反応（怒りっぽくなる，笑いだす，泣きだす）や，行動反応（人との関わり方や状況に適さない行動）を引き起こす要因（きっかけ）が何か（家族の態度，言葉づかい，など）を整理しておくことが必要です．→引き起こす刺激が大きいほど反応も大きくなる．刺激をできるだけ小さくする対応が必要となる．

引き起こす要因の中で，①本人が変えられるところ，②家族が変えられるところを明確にしましょう．（刺激の整理をする）

①は本人と何度も話し合い確認します．
②は家族全員が一致した対応をします．

※不適応行動を何度もくり返すと，その行動を学習してしまうので，不適応行動の出現を減らすための刺激の整理をしましょう．
　→学習させない対応を考える．

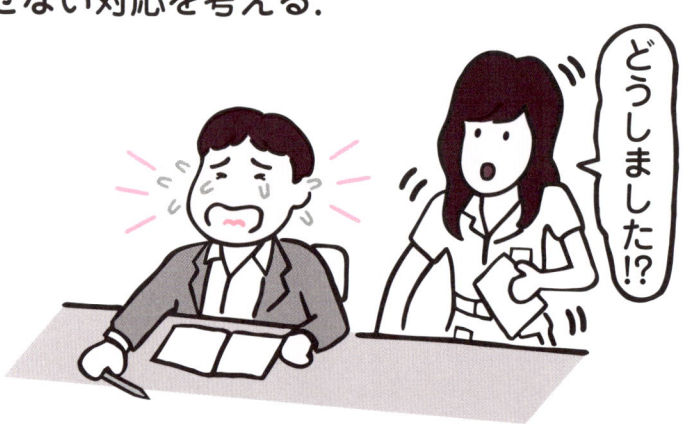

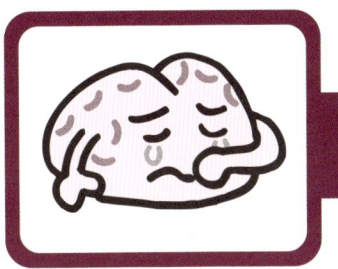

病気以前と比較しましょう
社会的行動障害の特徴

病気になる前は温和な人が，病気になったことにより怒りっぽくなったりすると，家族やまわりの人はまるで別人のような印象を受けます．

A. 依存的になる・年齢よりも幼くなる

家族にすぐ頼るようになったり，子どもっぽい言動がある．
自分でできる事も人任せになり，自分からしようとしなくなる．
●対応
自分の役割を果たす習慣をつけましょう→日常生活の中での役割を決め，1つずつ確実にできるように練習しましょう．
※うまくいかなかった時はどうしてうまくいかなかったのかを考え，ノートに記録しておきましょう．

B. 感情のコントロールがうまくいかない

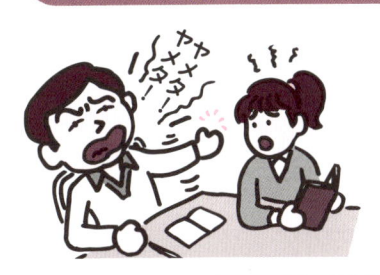

人とのかかわりにおいて，怒りっぽくなったり，急に笑いだしたり，反対に泣きだしたりすることがあります．→自分なりの対処法を見つけ，うまくできた時はほめてあげましょう．
●対応
①イライラしたら深呼吸する．②"怒り記録ノート"に記入する．③トイレに行く．

C. 欲求が抑えられない

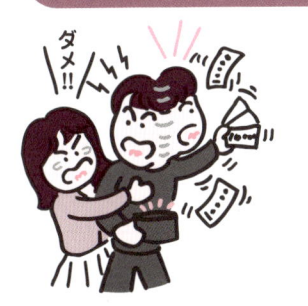

欲しい物が我慢できない，好きな物だけ食べたがる，お金をあるだけ使ってしまうなど理性で抑えることができる欲求が，抑えられなくなってしまいます．
●対応
①最小限のお金しか持たない．
②毎日使ったお金を記録する． → 記録したものを見て反省する習慣をつけましょう
③毎日体重を測り記録する．

D. 状況に適した行動がとれない

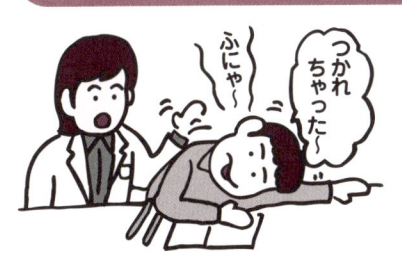

場面や相手の気持ちを考えずに，行動する．初めての人になれなれしく接したり，思いついたことをすぐ言ってしまう．
●対応
グループ訓練に参加し，行動の管理法を練習する．→仲間から指摘されたり，はげまされたりしながら，行動を修正していきましょう．

第3章

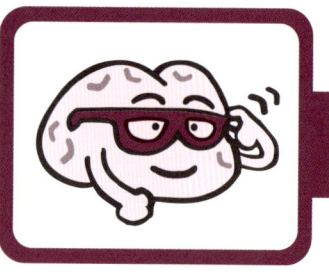

ちょっと注目!! その2
注意障害のリハビリテーション

絵や図と見比べて、細かいところの違いをすぐ「見つけられる力」をきたえる問題です
「注意の持続」と「選択性注意」をきたえます．

①〜⑤ 1つだけ違う絵柄をさがしてください

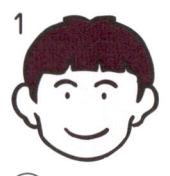

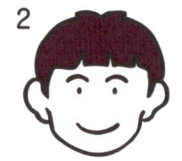

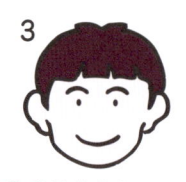

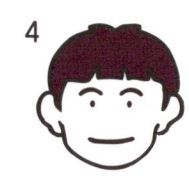

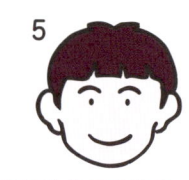

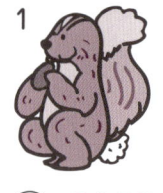

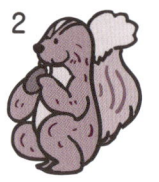

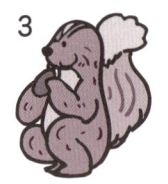

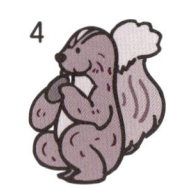

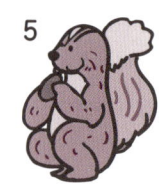

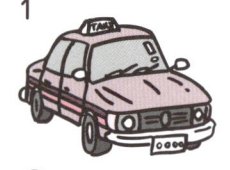

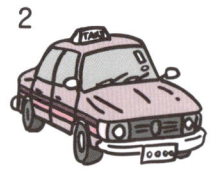

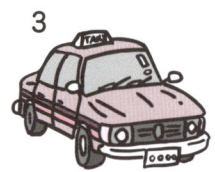

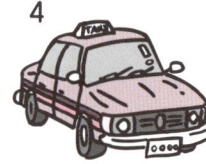

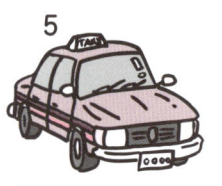

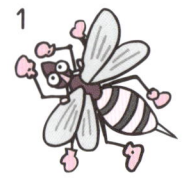

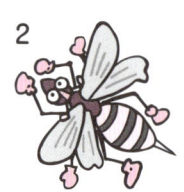

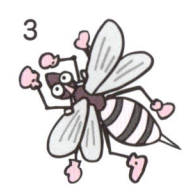

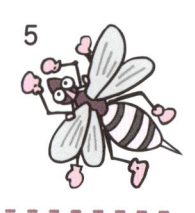

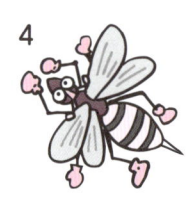

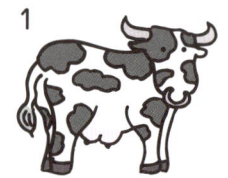

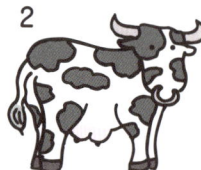

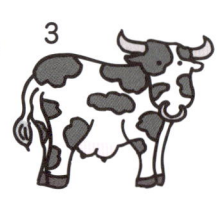

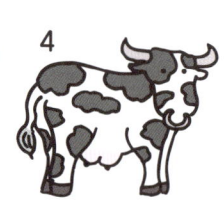

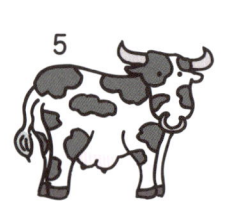

| レベル | 中級 | 制限時間 | 制限なし |

① 1 2 3 4 5

② 1 2 3 4 5

③ 1 2 3 4 5

④ 1 2 3 4 5

⑤ 1 2 3 4 5

第4章

脳の働きと，障害として現れる症状

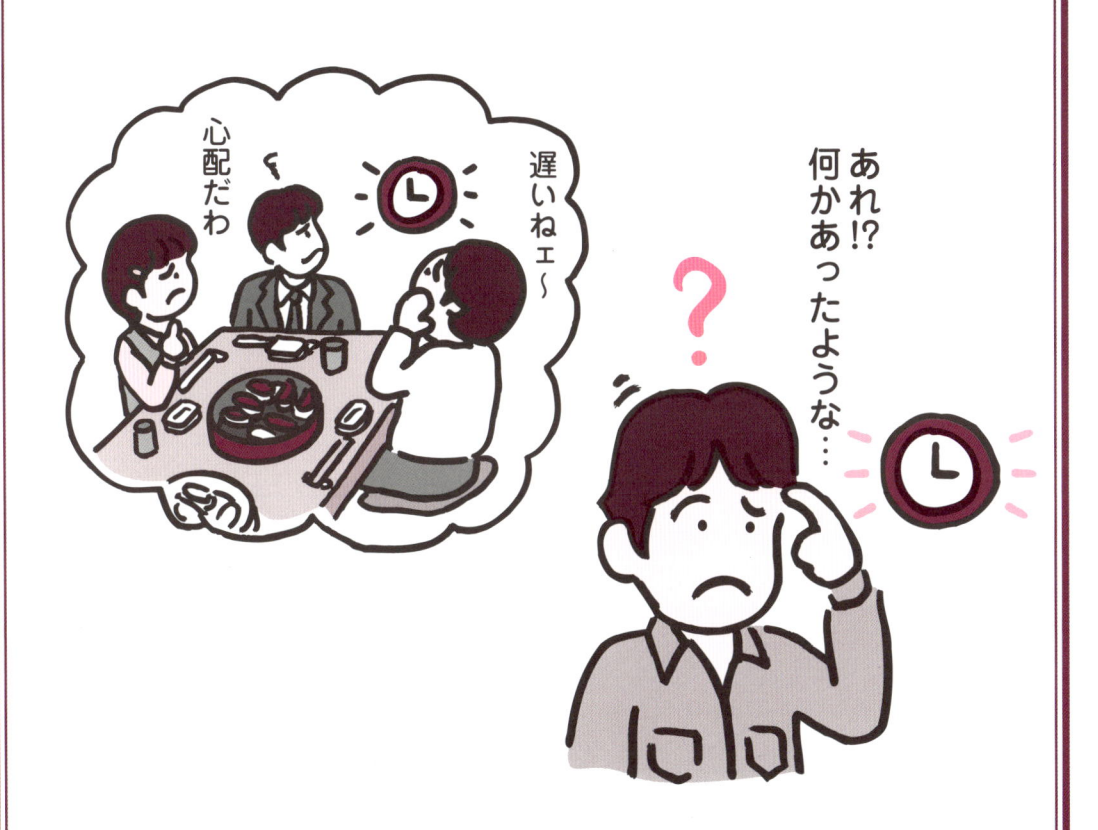

☆どんな脳の使い方をしていますか

　自分の生活を振り返ってみましょう．1日をどのように過ごしているでしょうか．また，どのような環境で過ごしているでしょうか．この過ごし方は「脳の使い方」に大きく関連しています．朝起きてから夜寝るまでの間に自分がしていることを書き出してみましょう．（記録を取ることで自分の生活の仕方が客観的にわかる→記録をもとに，使い方を変える方策を立てる）

　パソコンに向かっていることが多い，人と会話をすることが少ない，規則正しい生活をしている，一日中テレビを見ている，家事をしない，自分の好きなことしかしない，家から出ないなど，1日に占める割合はどのくらいでしょうか．（調べてみよう！）

※本能的な感情を司る大脳辺縁系は，楽なことを求めます．苦手なこと，努力を必要とすることをしなくてすむようにしたがります．する機会が減ると，しなくなります．

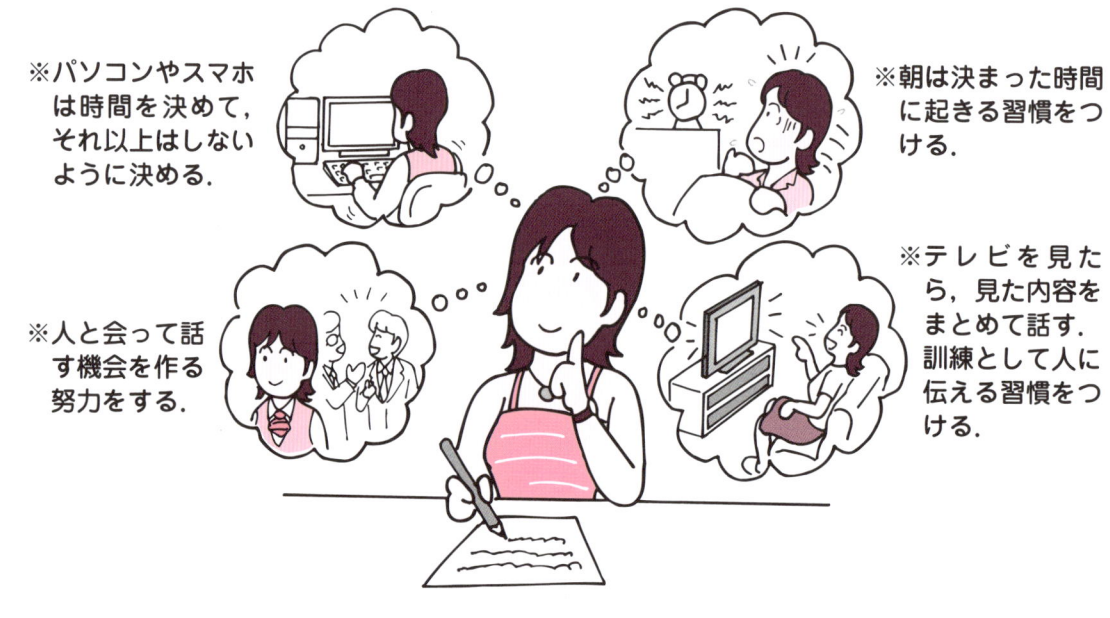

※パソコンやスマホは時間を決めて，それ以上はしないように決める．

※朝は決まった時間に起きる習慣をつける．

※人と会って話す機会を作る努力をする．

※テレビを見たら，見た内容をまとめて話す．訓練として人に伝える習慣をつける．

「脳の使い方」は環境によっても影響を受けます．環境から受ける刺激，変化など多くの情報によって脳はトレーニングされているのです．環境が「脳を使うこと」を強める，あるいは，弱めることもあります．環境とは，家庭，地域，病院（通院している方），訓練に通っているところ，学校，仕事など自分をとりまくものすべてをいいます．自分ができる事でも誰かにやってもらっていることはありませんか．

　病気や事故にあう以前の自分と比較して「脳の使い方」が変わっていませんか．「何かをしなくなっている」ことに気づくことが大切です．自覚できたら，行動に移しましょう．まずは，できることから少しずつ変えていきましょう．できたらカレンダーに書き込み，目に見える所に貼って自分で確認できるようにしましょう．確認をくり返すことで動機や意欲を高めることができます．（くり返す努力をしよう）

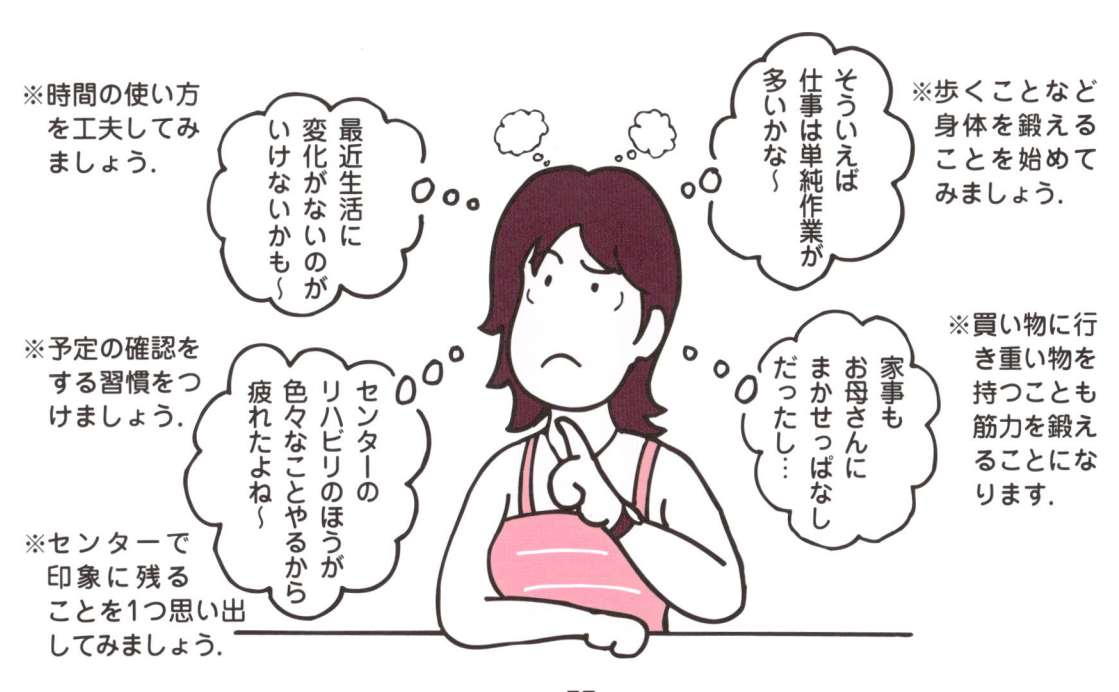

※時間の使い方を工夫してみましょう．

※予定の確認をする習慣をつけましょう．

※センターで印象に残ることを1つ思い出してみましょう．

最近生活に変化がないのがいけないかも〜

センターのリハビリのほうが色々なことやるから疲れたよね〜

そういえば仕事は単純作業が多いかな〜

家事もお母さんにまかせっぱなしだったし…

※歩くことなど身体を鍛えることを始めてみましょう．

※買い物に行き重い物を持つことも筋力を鍛えることになります．

第4章

たとえば，ボーッとしていることが多くなった，見落としが多くなった，覚えられない，思い出せない，物事の手順がスムースにいかない，物事への興味・関心がうすくなった，感情を抑えられない，動作が遅くなったなど，本人がそのことに気づき「脳の使い方を変えてみる努力」をしなければ脳機能の働きは弱まってしまいます．自分ではあたりまえにできると思っていることが，うまくできなくなったと思ったことはありませんか．

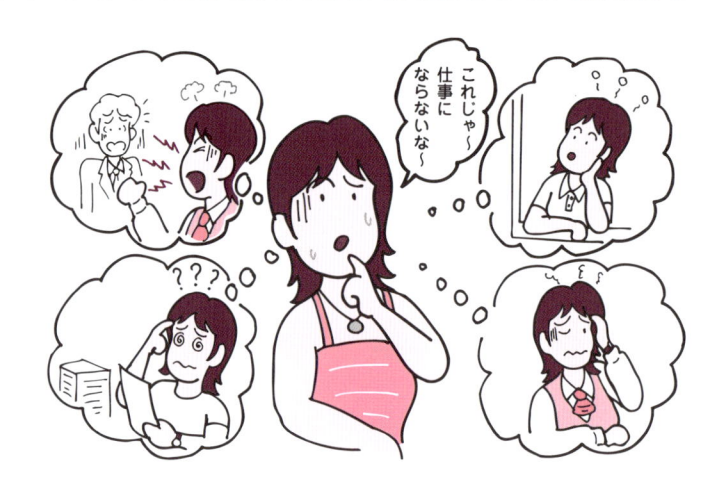

※「この頃，何を感じているのだろう」と自分に問い，ノートに書いてみよう．
※「今，何を求めているのか」と自分に問い，ノートに書いてみよう．
※「家族，友人，そのほかの人にしてもらっていること」をノートに書いてみよう．
※「自分は人に何をしてあげているのだろう」とノートに書いてみよう．

　日常生活での出来事，会話，人との接し方，感じ方，を振り返って『自覚』しましょう．

うっかりも，何度も重なればうっかりではありません．少しずつ「脳の使い方」を良い方向に変えていきましょう．キーワードは「小さな努力」です．

①自分の役割を果たせているか確認してみましょう

1) 役割をノートに書き出しましょう．
2) それぞれの役割が果たせているかチェックしましょう．
3) うまくいかなかった時は，どこに問題があったのかノートに書いておきましょう．
4) 約束を守れなかった時はまず謝りましょう．
5) 自分の行動を管理する方法を身につけましょう．
6) 仲間と一緒に練習しましょう．

②日常生活での会話をチェックしてみましょう

1) 今日一日，誰とどんな話をしたか書き出してみましょう．
2) どれだけの人と会話する機会を持っているかチェックしましょう．
3) 自分はどんな話し方をしているか考えてみましょう．
4) 誰とも話さない日があれば，それはどうしてなのかを考えてみましょう．

※自分ができることから1つずつやってみましょう．大事なことは，記録にとり確認することです．

③自分をモニタリング（客観的に見る）してみましょう

1) 今日はどのくらい歩いたのか，どのコースを歩いたのか，チェックしてみましょう．
2) 今日はどんな食事をしたか記録をとりましょう．
3) まわりの人への対応の仕方はどうでしょうか．
4) 人と会う時の服装はどうでしょうか．

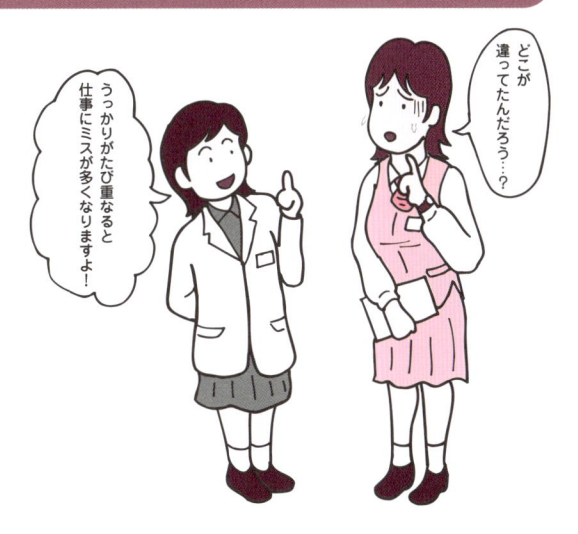

（うっかりがたび重なると仕事にミスが多くなりますよ！）

（どこが違ってたんだろう…？）

☆左の脳の働き

「言語機能」

　言語野は左脳にあり，話したり文章を書いたりすることで，他人とのコミュニケーションをとるために必要な機能です．また，相手の会話を理解したり，文章を読んで理解する機能もあります．

　よく言葉を巧みに操り会話をする人や，小説家やライターのような文章を書くことを仕事にしている人は，この言語野が発達している人といえるでしょう．

※人とのコミュニケーションが脳機能の活性化を促します．
※読み書きをすることは言語理解力を高めます．

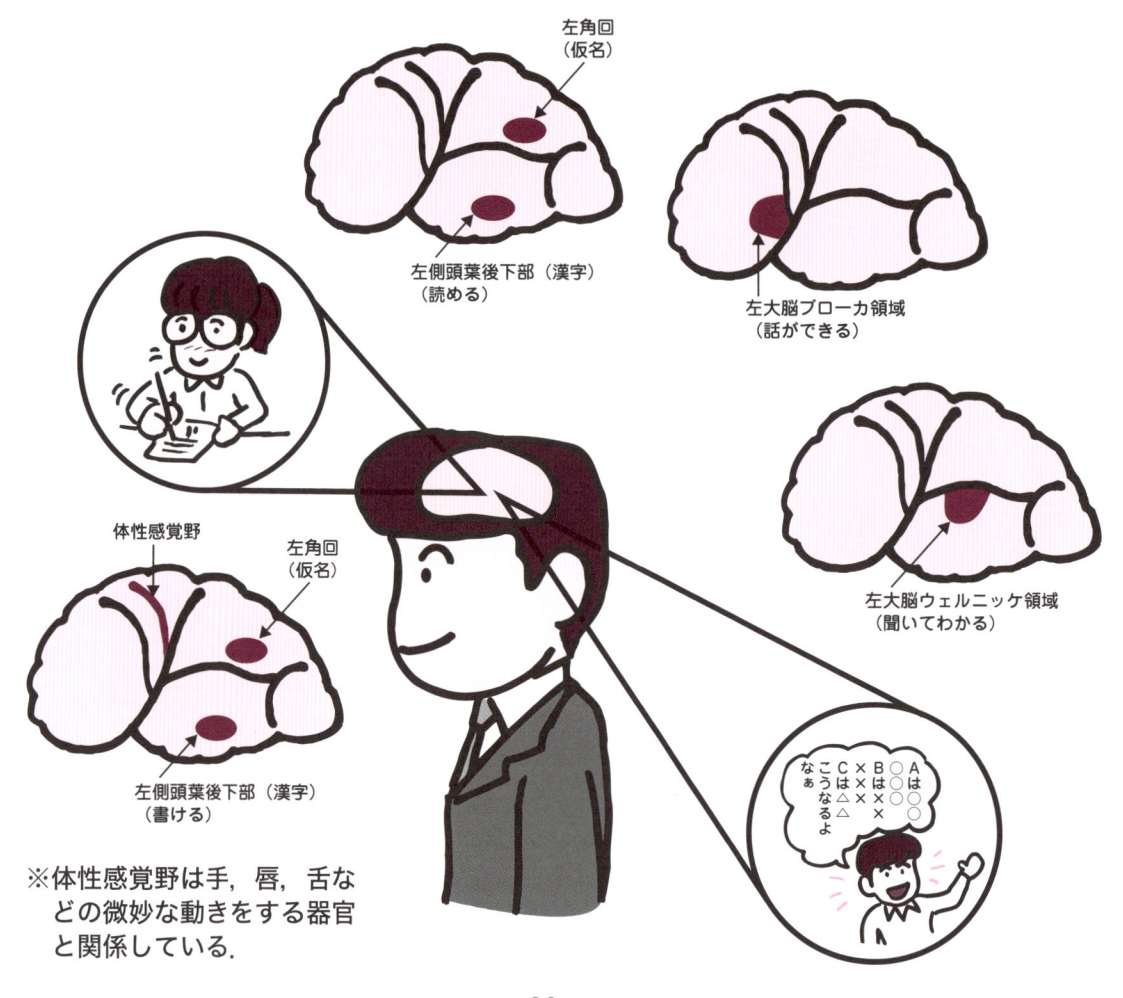

左角回（仮名）
左側頭葉後下部（漢字）（読める）
左大脳ブローカ領域（話ができる）
左大脳ウェルニッケ領域（聞いてわかる）
体性感覚野
左角回（仮名）
左側頭葉後下部（漢字）（書ける）

※体性感覚野は手，唇，舌などの微妙な動きをする器官と関係している．

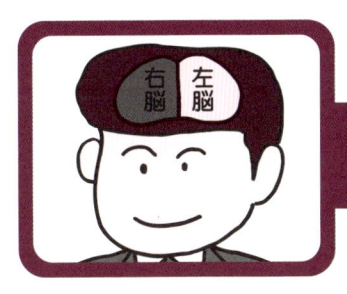

脳の部分の働きを紹介
左の脳（言語）の働き

ここでは左脳全体の働きを説明します．主に左脳は言語や概念，論理など，言葉にかかわる全てを受け持っています．

話し言葉

言葉を使って自分の伝えたいことを話すことができ，なおかつ相手の言っていることを理解することができることです．障害を受けると，話すことや相手の言葉を理解することが困難になります．

※話すことが困難（ブローカ失語）
＜会話例＞：「今日は何曜日ですか？」
（本人）「・・・・・」
※相手の言葉を理解することが困難
　（ウェルニッケ失語）
＜会話例＞：「今日は何曜日ですか？」
（本人）「掃除をして，散歩に行って，他には・・・・・」

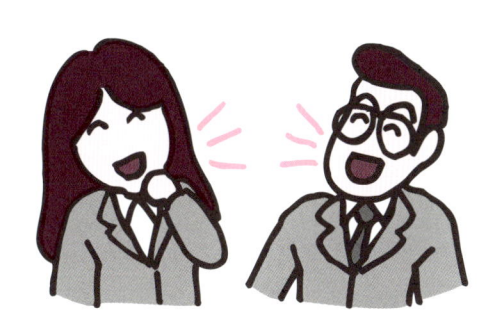

書き言葉

書いてある文字・文章を読めば，意味がわかり，自分の伝えたいことを文字・文章を使って（書いて）表現できることです．障害を受けると，文字や文章を理解したり，表現することが困難になります．

※文章が読めない（失読）
　①仮名を読む回路
　　視覚野→左角回→ウェルニッケ領野
　②漢字を読む回路
　　視覚野→左側頭葉後下部→ウェルニッケ領野
※文章が書けない（失書）
　①仮名を書く回路
　　ウェルニッケ領野→左角回→体性感覚野
　②漢字を書く回路
　　ウェルニッケ領野→左側頭葉後下部
　　→左角回→体性感覚野

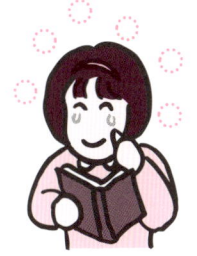

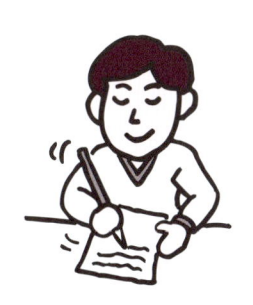

第4章

☆右の脳の働き

「視覚情報処理機能」

　視覚情報処理機能は右脳にあり，目で見た物を瞬間にとらえ，物の構成ができる機能です．例えば絵が描いてある4枚のパズルを見た瞬間に組み合わせると「鳥」になることがわかります．画家や彫刻家のような芸術家はこの機能が発達している人といえるでしょう．

　見るものに対する注意機能は右の脳の働きが関与しています．
　目から入る情報を全体的に把握（視覚的全体把握）します．
　目から入る情報を空間的に操作（視空間認知）します．
　したがってこの機能に障害を受けると，注意障害（54ページ），失認症（60ページ）や半側空間無視（64ページ）などの症状が現れることがあります．

※よく見て観察することが脳機能の活性化を促します．
※模写，ぬり絵，パズル，積木をすることは視覚理解力を高めます．

※右脳を損傷された方は，
　①視覚的全体把握力
　②視空間認知の力
　③視覚処理速度
　④視覚性注意力
　を鍛えることが回復につながります．

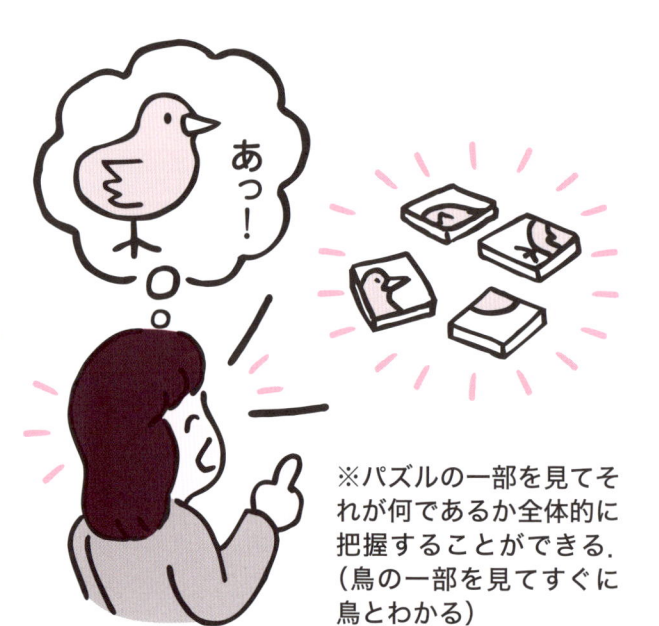

※パズルの一部を見てそれが何であるか全体的に把握することができる．（鳥の一部を見てすぐに鳥とわかる）

第4章

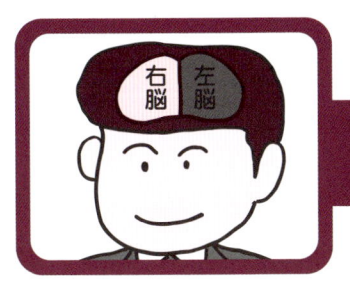

脳の部分の働きを紹介

右の脳（視覚情報処理）の働き

ここでは右の脳の働きを説明します．主に右脳は目で見る映像全てを受け持っています．

→目を使って，速度，注意力，全体把握力，認知力を高めましょう．

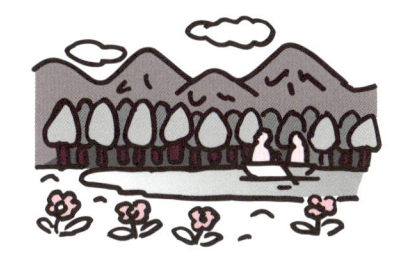

風景

全体の構成がとらえられることと，絵の構成要素（雲・山・木・人・ボート・花）に注意を向けることができます．
→全体把握力，全体と部分を注意する力を高めましょう．

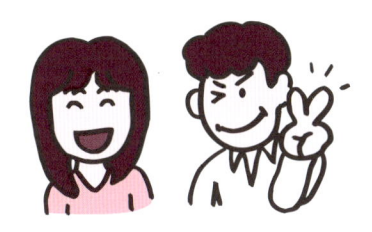

顔の表情

対面する相手の表情から，相手の感情を察することができます．
→表情から感情を読みとる力を高めましょう．

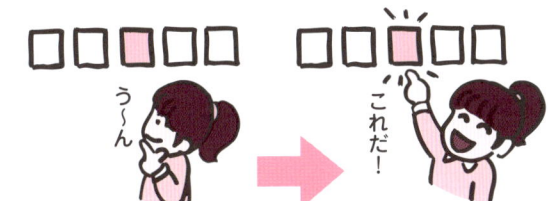

物の色

色の違いや，並べられている順番に気がつきます．
→よく似ている色を見分ける力を高めましょう．

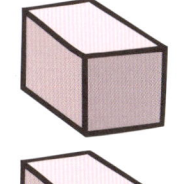

奥行き

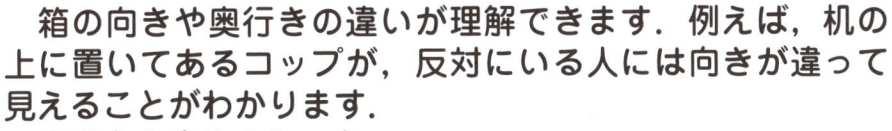

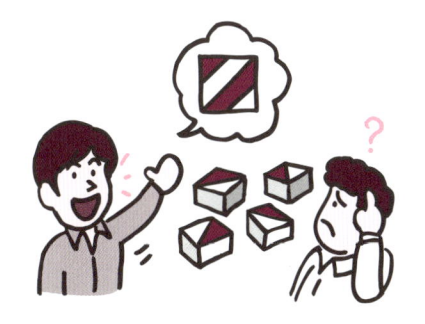

箱の向きや奥行きの違いが理解できます．例えば，机の上に置いてあるコップが，反対にいる人には向きが違って見えることがわかります．
→空間力を高めましょう．

形（ブロック）

1つの構成図がいくつかに分割されています．構成図を見ながら全体と部分の関係をつかみとり，元どおりに再構成することができます．
→全体把握力を高めましょう．

第4章

☆前の脳の働き

「前頭葉」
(ぜんとうよう)

「前頭葉」はほかの全ての脳領域と連絡する重要な部位で，「思考」「学習」「注意」「意欲」「情動」「創造」など高いレベルの精神機能を調整（コントロール）する役割を果たしています．
　具体的な働きは以下の3つです．
①新しいものを創造する
②新しい知識を取り入れる
③蓄積した知識と新しい知識とを関連づけて考える
④TPOに合わせた行動をとるために①～③をコントロールする
「前頭葉」は物事を多面的にとらえることで，次の段階を推測したり，同時に多くの事に注意を向けたり，意欲的な態度がとれたり，相手の状況を考慮して対応したり，仕事の手順を調整したり，計画を効率良く実行したりなど，生活や仕事で必要とされる能力全般を司っています．
　オーケストラにたとえると「前頭葉」が指揮者で，ある行動に必要な楽器を選んで，動かしているようです．行動によっては楽器が1つとは限らず，いくつもの楽器の組み合わせ（知覚，注意，抑制，意欲，情操，創造，計画，学習，思考，推論，記憶，言語，など）が必要になります．楽器が脳のそれぞれの要素と考えるとイメージしやすいでしょう．すると，指揮者の腕の善し悪しが行動の全てにかかわってくることになります．

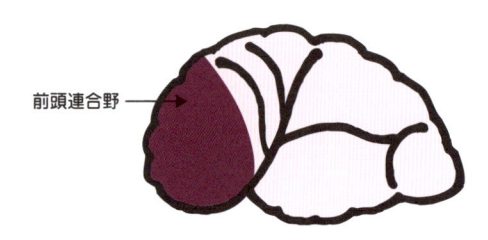

第4章

前頭連合野 →

大脳皮質の約1/3を占めている．

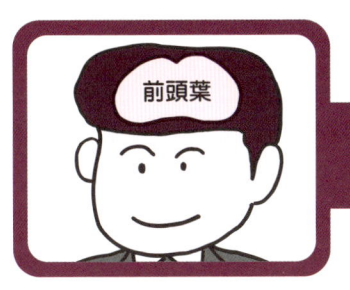

脳の部分の働きを紹介
前の脳（前頭葉）の働き

前頭葉は，すべての脳活動を調整する役割を受け持っています．
※自分のした行動やその時の気持ちを記録（怒り記録帳など）にとり，反省を書く習慣をつけよう．

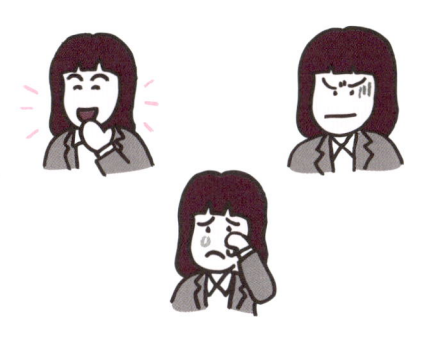

感情 ※気持ちと表情が一致する

喜怒哀楽は表情に表れます．そして，表情に感情の動きが出てきます．表情が乏しくなることは，感情の動きの乏しさを示しています．

理不尽な感情を合理化したり抑制する力が低下→怒りっぽくなる（→人のせいにする）気持ちが落ち込みがち（→自分を失う）

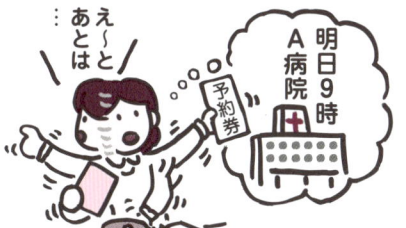

意欲 ※自分から〜しようとする

「お寿司が食べたい」等の食欲，異性への関心，「本が読みたい」「絵を描きたい」等の自発的な気持ちの動きや欲求があることです．

意欲低下→周囲に無関心，将来に無関心，仕事に無関心，食事に無関心

積極的に何かをしようとする気持ちや前向きに考える力がなくなる．

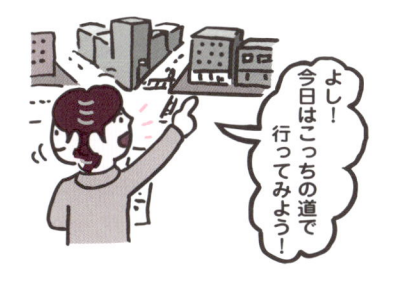

創造 ※新しいことを考える

「今度はこうやってみよう」「ここをこうしたらもっとうまくいくんじゃないかな」等，物事の工夫をすることです．例えば，「別の道を通ると，もっと早く駅につけるんじゃないか」と考えることもさします．

合理的な日常生活の低下→効率的な時間の使い方，冷蔵庫の材料で新しい料理を作るなどがうまくいかない．

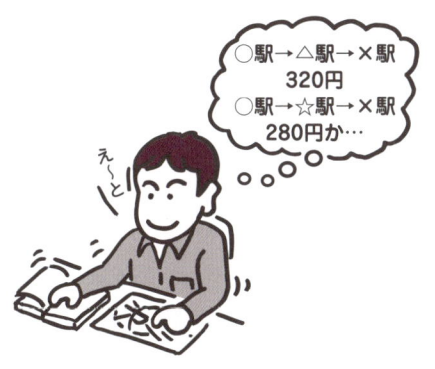

推論 ※問題を解決する

過去の経験や知識を組み立てて，問題を解決しようと考えることです．このことは，過去の失敗から，「今度は失敗しないように〜しよう」と考えてみることにつながります．

問題解決力の低下→話し合いの決着をつける，断り方，いやな気持ちがした時の調整の仕方がうまくいかない．

第4章

☆後ろの脳の働き

「後頭葉（視覚野）」

　「後頭葉」は脳の後ろ側にあり，目で見た情報をそのまま受け取る機能を持っています．「視覚野」は，視覚情報を認識するために重要な役割を持っています．自分の視界に入ってくる映像を全般的にとらえることができるのです．（視覚情報を分析ー処理する）
　この機能に障害を受けると，失認症（60ページ）として現れます．

※耳からの情報（聴覚情報）や手で触る情報（触覚情報）を使って，視覚情報の確認することが，脳機能の活性化を促します．

※情報が色，形，明るさ，動き，模様，位置などいろいろな面から分析され，見た物を分析できる．
※目に入ったすべての情報を認識しているわけではなく，自分に必要な視覚情報を選択している．

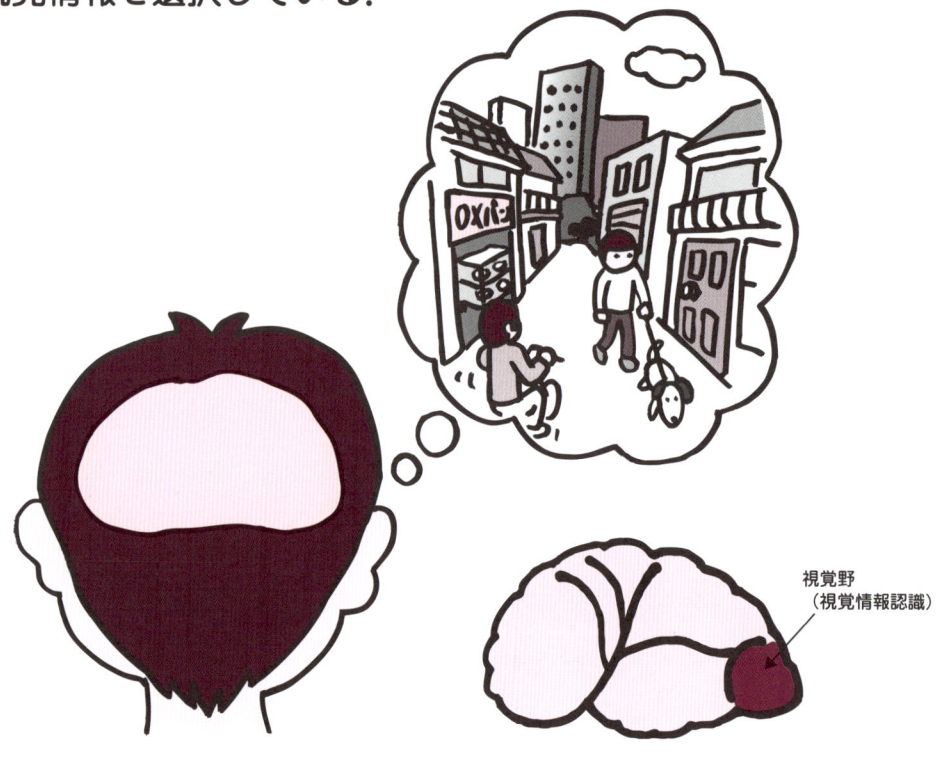

第4章

視覚野
（視覚情報認識）

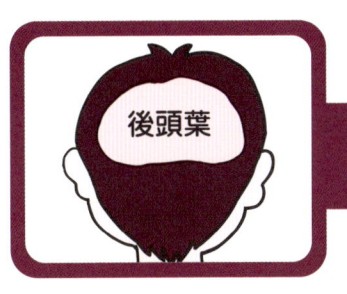

脳の部分の働きを紹介
後ろの脳（後頭葉）の働き

後頭葉は視覚野，具体的には色，形，奥行き，動きの部分を受け持っています．
※色，形，明るさ，動き，奥行き，位置をとらえる訓練をしよう．

見る物をあるがままにとらえる

後頭葉の障害により見た物の情報（視覚情報）が正しく伝わらないと，にわとりの絵を見せても何の絵かわかりません．聴覚情報は問題なく伝わるので，「コケコッコー」と言うと「にわとりです」と理解できます．
※視覚情報認識がうまくいかない時は，聴覚，あるいは，触覚からの情報認識により確認する習慣をつける．

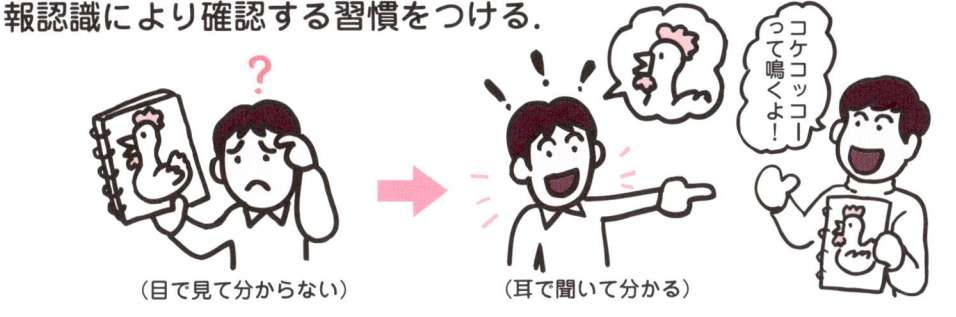

（目で見て分からない）　（耳で聞いて分かる）

字が読める

視覚的に認知する機能がうまくいかないと，文字が読めなくなります．
※失読とはちがいます．（文字を形として認識できない）

顔がわかる

後頭葉に障害を受けたために，目で見た情報の一部が受け取られなくなることがあります．

そのため顔の部分（相貌失認）だけがわからない状態でも，人物の全体の感じでその人物であることがわかることがあります．（顔だけが認識できない）
（声，服装，動きで理解する）
※視覚情報認識のみがうまくできなくなる（→失認症）

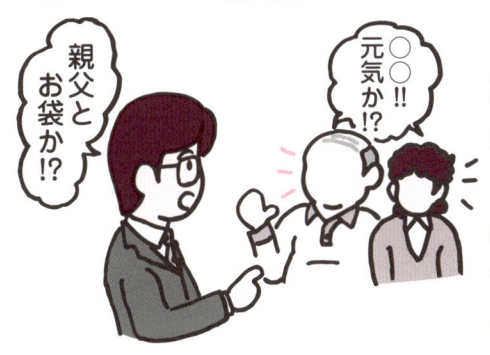

（顔は認識できなくても，声や動きで認識する）

第4章

☆大脳辺縁系(だいのうへんえんけい)の働き

「情動(じょうどう)，記憶(きおく)，本能(ほんのう)」

　「辺縁系(へんえんけい)」は情動，記憶，本能などの統合にかかわるところであり，その辺縁系には，記憶と深い関わりを持つ「海馬(かいば)」があり，記憶をつかさどる（覚える）機能も持っています．

　情動は扁桃体が関わり，快，不快の感情（本能的な感情）の2つを構成し，おいしい物を見ると快の感情，こわい物を見ると不快の感情を引き起こします．

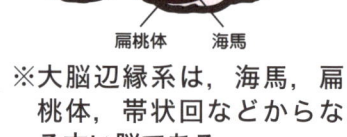

　本能とは，お腹がすけば食べる，暑ければ服を脱ぐ，眠ければ眠る，こわければ逃げる，などのことです．

※大脳辺縁系は，海馬，扁桃体，帯状回などからなる古い脳である．

※本能的な感情と結びついている．（満足感や恐怖など動物と同じレベルの本能的感情を起こす）
① 食欲が満たされていい気持ちになる（満足）
② 危ない目にあい，恐怖を感じる（こわい）

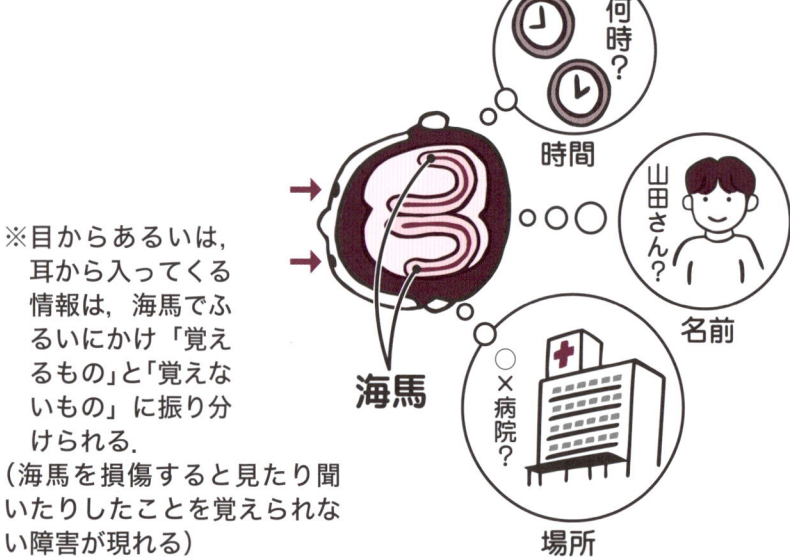

第4章

※目からあるいは，耳から入ってくる情報は，海馬でふるいにかけ「覚えるもの」と「覚えないもの」に振り分けられる．
（海馬を損傷すると見たり聞いたりしたことを覚えられない障害が現れる）

※日時，場所や人の名前に関する記憶を「見当識」という．「何月何日何曜日」「場所の名前」「人の名前」を覚えられない記憶障害を「見当識障害」という．

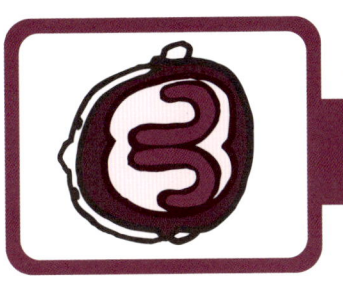

脳の部分の働きを紹介

大脳辺縁系（海馬が関わる記憶）の働き

ここでは時間に区切った記憶の働きの紹介をします．記憶一つをとってもさまざまな時期があるからです．
※短期記憶がうまくできない（前向健忘），長期記憶がうまくいかない（逆向健忘）

今だけ必要な記憶（ワーキングメモリー）

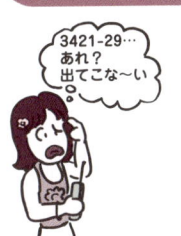

その場では必要ですが，後は忘れていい記憶をさします．例えば，買い物の支払い金額のおつり，相手の電話番号，伝言等ですが，必要に応じて後で必要な事（電話番号）もあります．
※生活・仕事で必要な記憶
※その時，その場だけの記憶＝ワーキングメモリー

最近についての記憶（短期記憶）

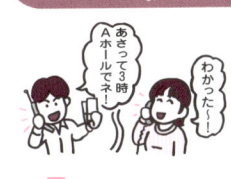

最近の出来事や，何日後の約束の記憶をさします．「あさって3時にAホール」と約束されても，記憶に障害を持った女性は，電話を切ってしばらくすると約束事を忘れてしまいます．
※メモを取る習慣をつけることが必要です．
※常に手帳を携帯し活用する練習をします．

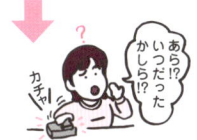

かなり以前の記憶（長期記憶）

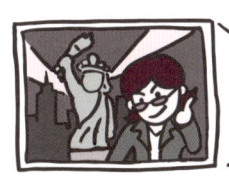

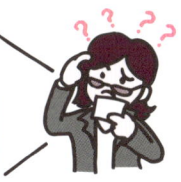

長期記憶の障害を持った人は，
①去年，アメリカに旅行したが，写真を見ても思い出せないうえに，実感が湧きません．（自分がアメリカに行ったことがある実感がない）→「ああ，そうか」「そうだった」と思い出せるようにすると回復へつながる可能性がある．
②3年前に祖父は亡くなっているが，祖父が亡くなった記憶が抜けてしまい，今でも祖父が生きていると思い込んでいます．（仏壇を見るとわかるが，誤りが修正されない→「保続」52ページ参照）→毎日，仏壇におまいりする習慣をつける．（行為を通してすり込む）

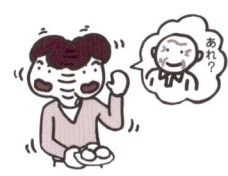

※自分の人生の一時期，思い出せない記憶は「私の歴史帳」を作り，毎日見る習慣をつける．（確認することでつなげる努力をする）

第4章

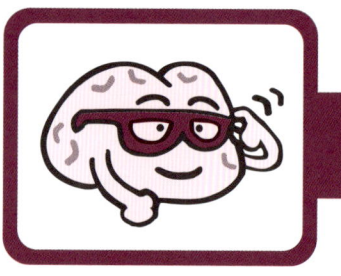

ちょっと注目!! その3
記憶障害のリハビリテーション

①は自宅で家族に協力してもらいながら、②は自宅で一人でできるリハビリです．

テレビを使ってみる

① 5分間のニュースを聴いて、アナウンサーが言った内容を、同時にメモしてください．そして、ニュースが終わったら、取ったメモを家族の方に読んであげましょう．

※耳で聞いたことを忘れないうちにメモする（→ワーキングメモリーの訓練）

※メモを見ながら人に伝える「→思い出す力（想起力）の訓練」

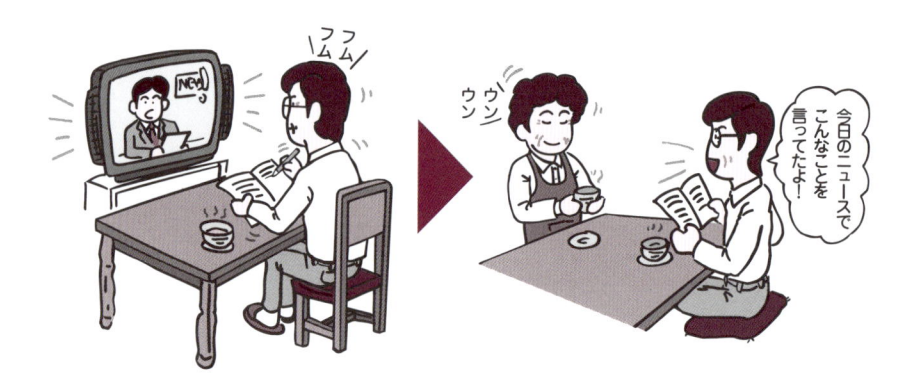

② テレビのアナウンサーが言った内容を、同時に声を出して同じように言ってみましょう．アナウンサーの声の速さに追いつけない場合でも、がんばって続けてみましょう．

※聞いたことを忘れず（→ワーキングメモリーの訓練）声に出して言う（→同時処理の訓練）

※アナウンサーの声の速さに追いつく（→処理速度の訓練）

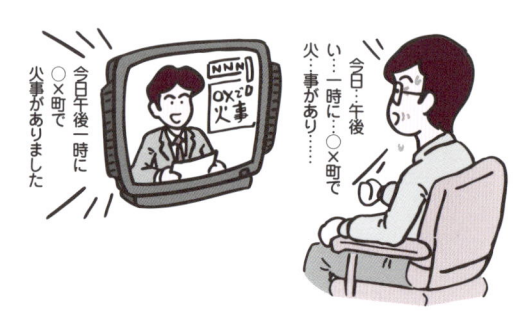

第5章

脳の障害をもっとよく知るためのQ&A

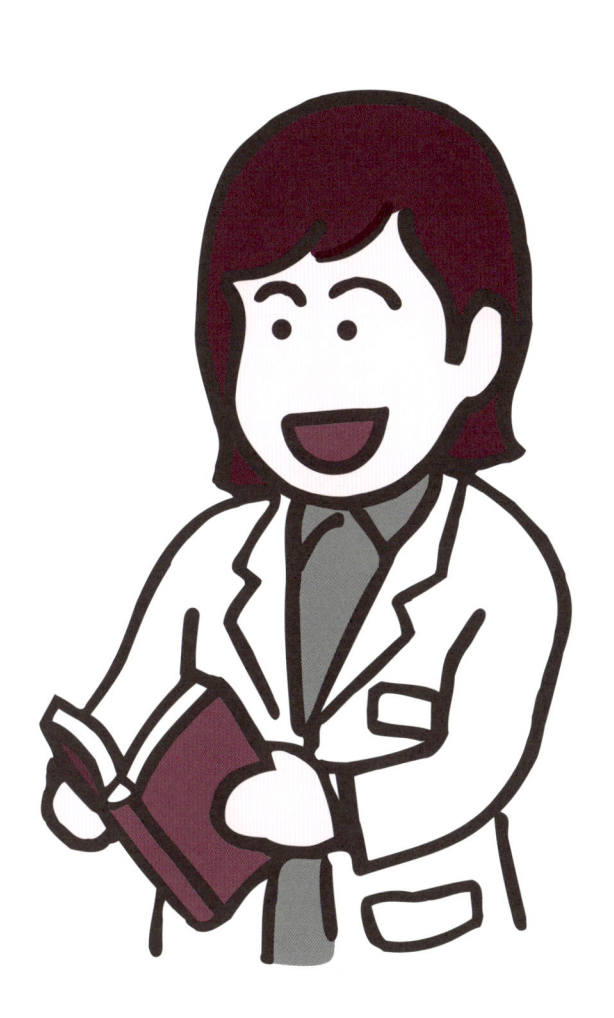

Q1
脳のリハビリ法はあるのでしょうか？

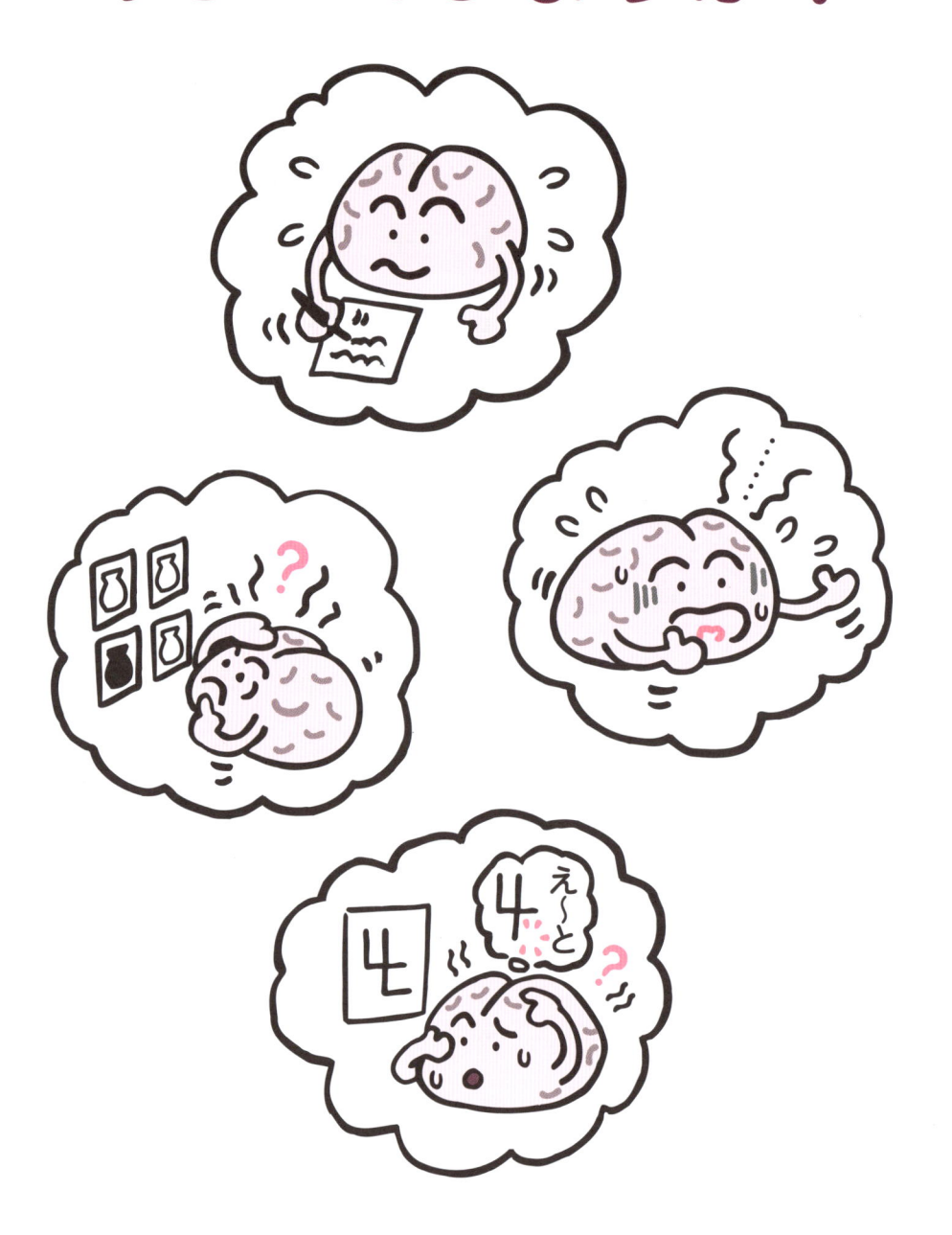

第5章

A

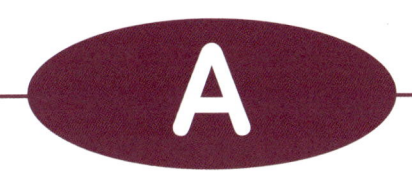

　脳が損傷されて現れる障害には，目に見える障害の身体機能障害と，目に見えない障害の高次脳機能障害があります．

　身体機能障害には，理学療法，作業療法によって回復のための訓練（身体リハビリテーション）を行います．

　高次脳機能障害には，筆者のような心理士（神経心理学を専門とするなど）や，作業療法士・言語聴覚士によって回復のための訓練（認知リハビリテーション）を行います．回復のための訓練プログラムは，障害に応じてさまざまな訓練法があります．例えば，

①障害された機能や構成モジュールへの直接的訓練
　弱くなった機能に的をしぼって訓練する
　※モジュールとは，きっちり決まったことをする単位のことです．1つの行為を行うためには，いくつかのモジュールが構成されて可能となります．

②他の機能や構成モジュールを介する代償的訓練
　良い機能を活用し代償する訓練

③外的補助手段を利用する補助的訓練
　手帳，携帯電話を活用する環境調整を行う訓練

④日常生活上の適応行動を増加させたり，問題行動の予防と減少を目的とする訓練
　SST（ソーシャルスキルを獲得する訓練）やグループ訓練

　神経心理学的検査によってどの能力が保たれており，，どの能力が弱くなっているのかを調べ，治療仮説（この機能が回復すると動きが良くなるのではないか）を立て，訓練プログラムを作成し，実施します．

　患者さんの回復に合わせてプログラムは段階的にすすめます．

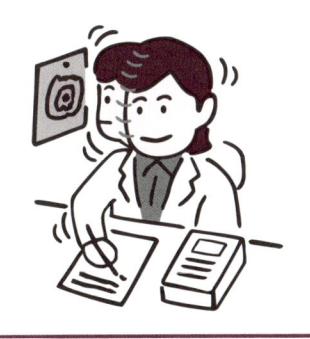

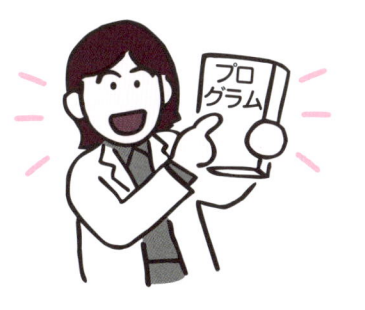

第5章

Q2

高次脳機能障害への訓練（認知リハビリテーション）を受ける患者さんには，何が必要でしょうか？

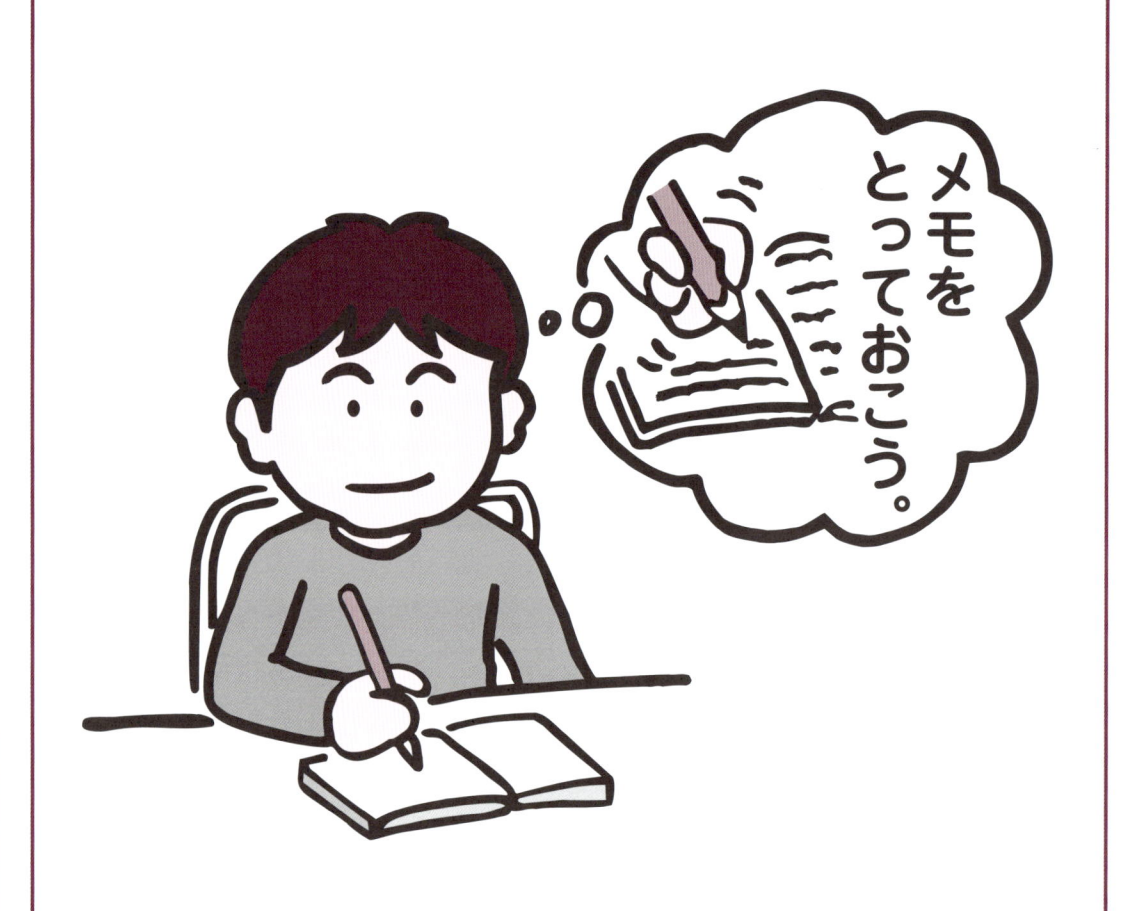

A

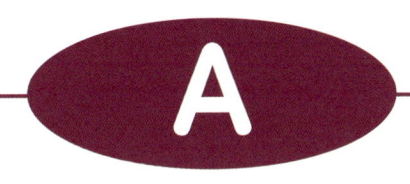

　身体リハビリテーションは患者さんにとって自覚しやすい（手が動かない，歩けない）ために，訓練をする意味を理解しやすいのです．（手が動くようになりたい，歩きたいという動機がはっきりしている）

　しかし，認知リハビリテーションは，目に見えないため自覚しにくいのです．少しでも弱くなった能力を回復するために，「自分なりに取り組もう」という覚悟が必要です．例えば記憶の障害がある方が「メモをとろう」と意識をして取り組み，自分のために，楽しくやろうと思う気持ちが大切です．

　訓練経過の中では，思ったようにうまくいかなかったり，できなかったりすることで，自分の病態に気づいていきます．その時，精神的に落ち込んだりすることがあります．

　気持ちの落ち込みが見られたら，まず，ゆっくりその気持ちを聞いてあげましょう．本人の努力によって，訓練を始める前よりも少しずつ良くなっていることに気づいてもらうような言葉をかけることも必要です．（良くなっていることに目を向けるようにする）

　本人の気持ちが表現しやすくなるような対応が大切です．（本人の言葉で表現してもらう）

　家族や訓練の担当者の支えはもちろん大切ですが，何よりも「自分で自分を良くする」という患者さん本人自身の気持ちが一番大切なことです．

　仲間と一緒に楽しくやりましょう！

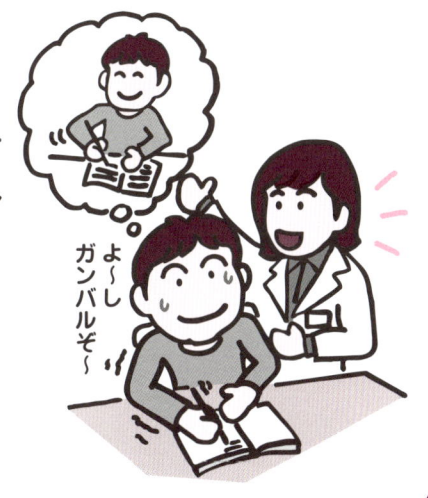

Q3
患者さんの性格を考えての対応は必要でしょうか？

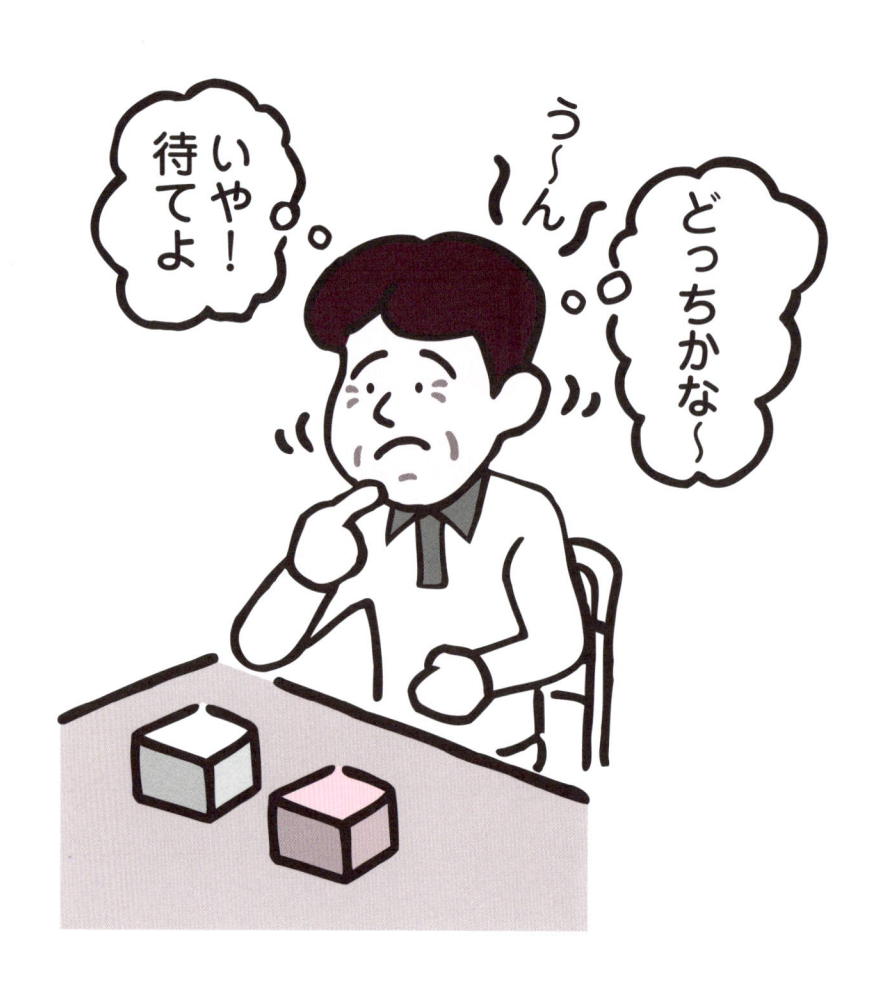

A

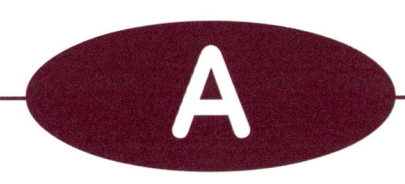

　病気になる前の性格と変わったところがあるかどうかを確かめましょう．脳が損傷されたことで，神経質な性格が強まったり，こだわりが強くなったりすることもあります．訓練をする前に，本人に訓練の目的を，わかりやすく説明して，本人なりに納得することが大切です．

　できないことやうまくいかないことを気にして落ち込ませては逆効果です．できる能力を活用して，うまくいかないことの練習を1つずつしましょう．（残存機能を活用し，障害された機能回復を行う）

　訓練や課題は，弱くなった認知機能を回復するためにやっているので，その内容の正否に一喜一憂するのではなく，続けることが大切です．

　ある程度訓練が進んだ時点で，ふり返ってどのくらい良くなっているかを確認することが必要です．自分が努力したことの効果がわかることは，訓練を続ける意欲につながります．

　自分からやろうとする気持ちを保つことは，何よりも大事にしたいことです．意欲を大事にして，自信を失わないように配慮しましょう．

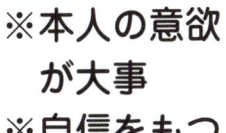

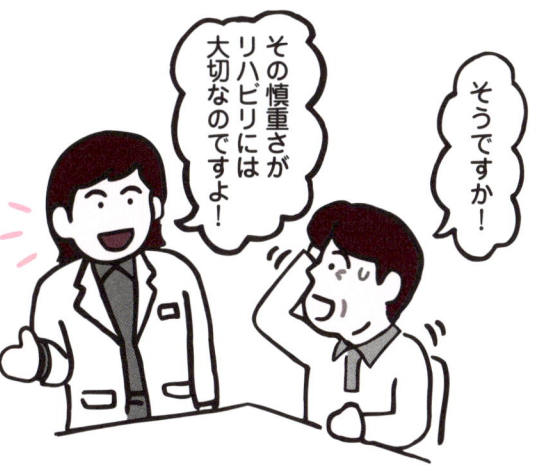

※本人の意欲が大事
※自信をもつことが大事

※必要以上に悲観的になると，なかなか気持ちの落ち込みからぬけ出ません．

※本人の気づかない良い所を言葉にして伝えること（良い所に意識を向けるように言葉をかける）ことをしましょう．

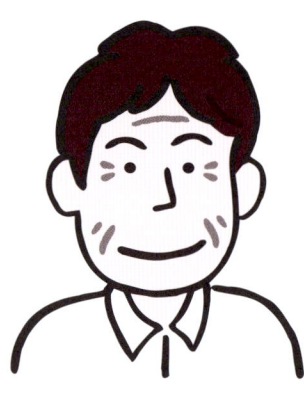

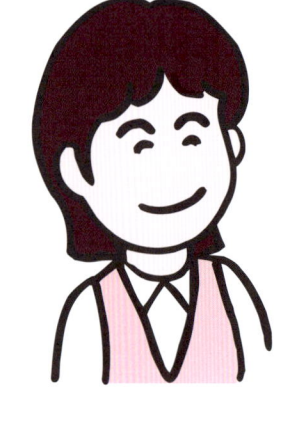

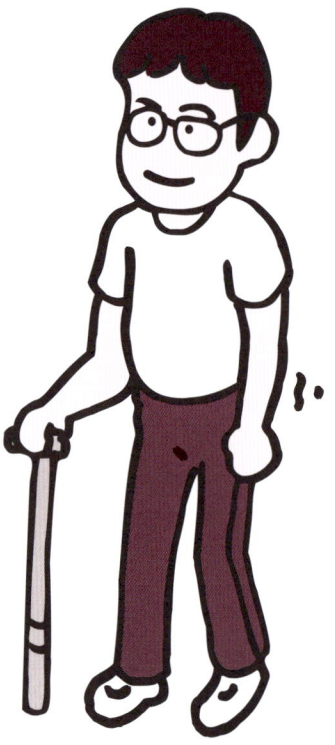

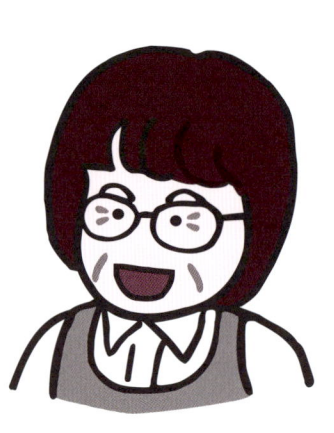

Q4
家族の協力はどのくらい大事なことでしょうか？

A

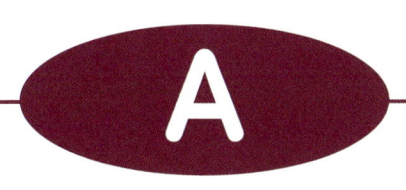

　患者さんにとっては，弱くなった部分を訓練するのですから，落ち込みがちになったり，不安になったりすることがあります．その時，そばにいて「あせらず，あきらめずにやれるだけはやりましょう」と励ましてくれる家族の存在は，患者さんにとって心の支えになります．

※家族が協力するためには，障害を理解することから始まります．患者さんが病院や地域のリハビリテーションを受けている場面を積極的に見学しましょう．グループ訓練などを見学することで，家庭とは違う行動などを知ることができます．より理解が深まります．

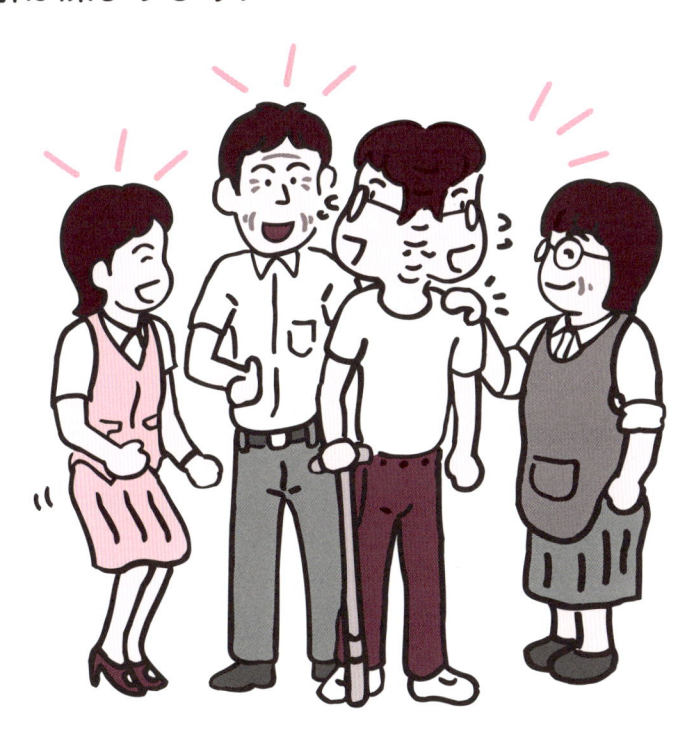

※生活を組み立てる時，できるだけミスを少なくするための工夫（思い出しやすい環境を整える，思い出しやすい方法，習慣化された予定を整理する，使用する物の位置，記憶ちがいがないかの確認，ヒントの与え方など）をすることが大切です．

Q5 親戚，友人には家族としてどのように病態を説明したらよいでしょうか？

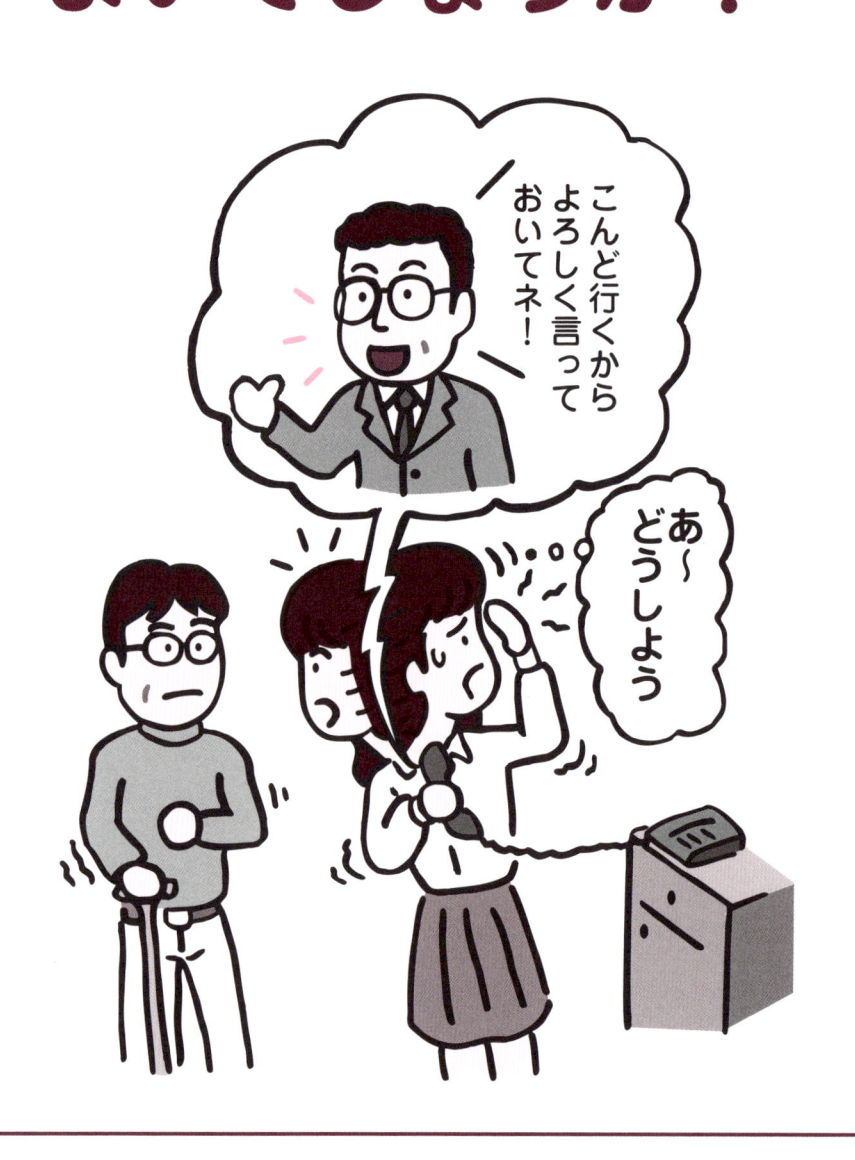

A

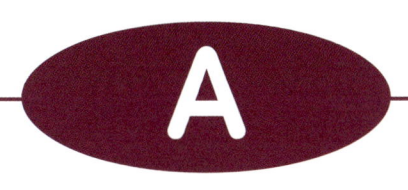

　一般の方に高次脳機能障害について説明するのは，なかなか大変です．でも，できるだけ誤解されないためにわかりやすい説明を考えておきましょう．そのためには，家族が病態について理解することが何より大切です．家族が高次脳機能障害のことを勉強しましょう．主治医や担当のセラピストに説明してもらい，病態についてまとめておきましょう．

　例えば，『脳出血により両側側頭葉から後頭葉にかけて損傷されたために，地誌的障害といって，よく知っているはずの場所で迷うことがあります．今，訓練しながら，少しずつ回復しているところです．仕事の内容や手順，知識，理解力は全く問題ないのです．』など，家族がきちんと説明できる人になりましょう．

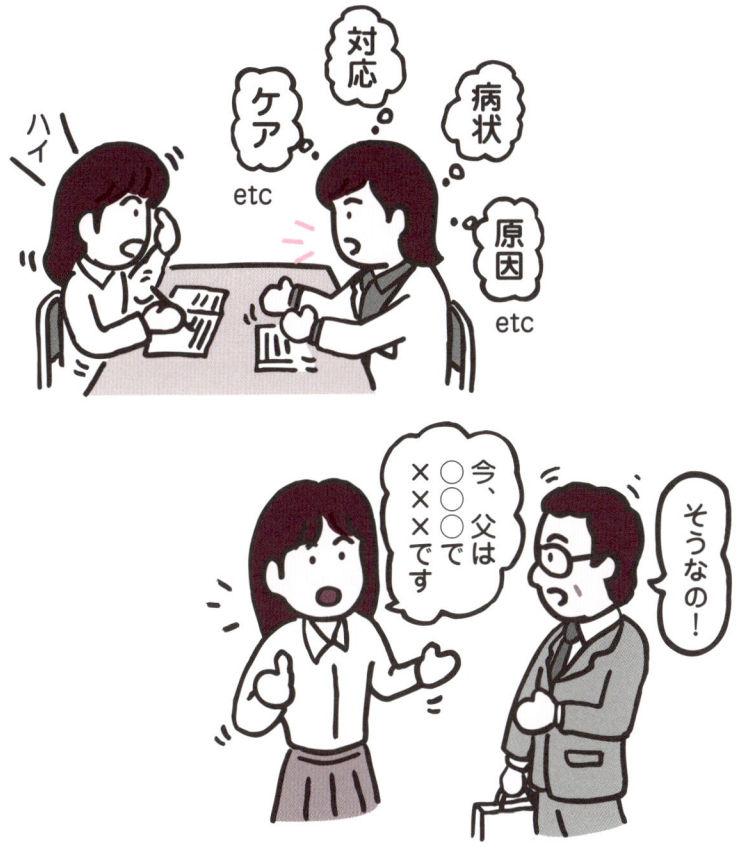

Q6

記憶障害の患者さんは，訓練目的を覚えていられるのでしょうか？

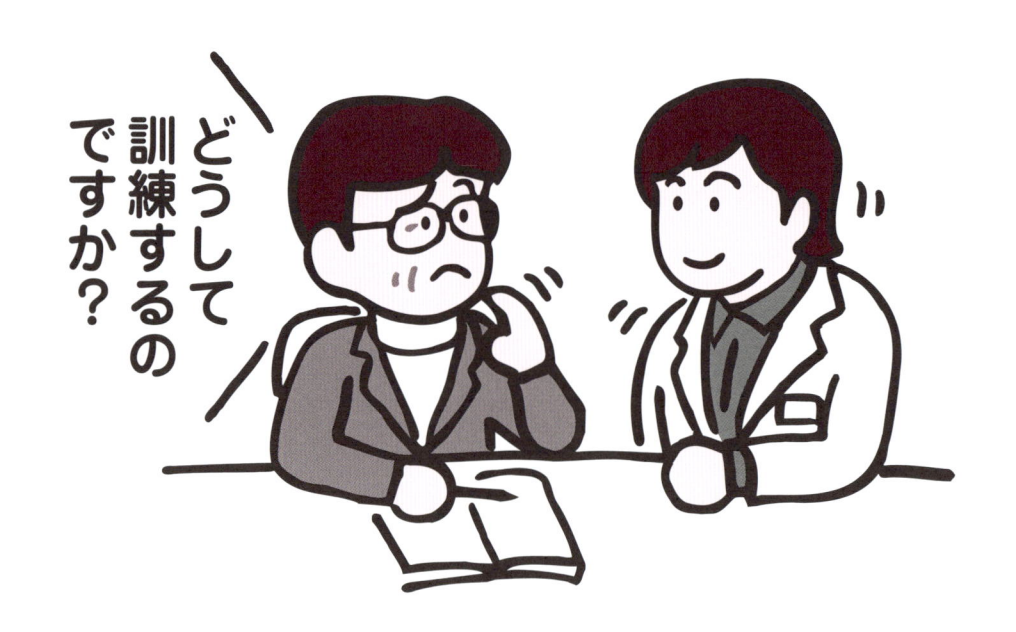

どうして訓練するのですか？

第5章

A

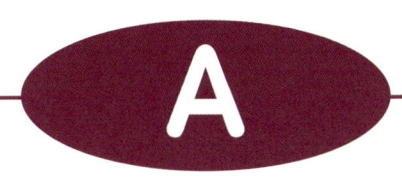

　記憶の訓練で重要な事は,「自分の記憶は落ちている」と病態認識ができることです．自分の病態への認識がないと「自分のための訓練」という自覚がないため，弱くなった能力をカバーしようとする態度（メモをとらなくちゃ，手帳に書いておこう）につながらないのです．自分への疑問が全くないと，訓練の効果が上がりにくいのです．

　第1章の"ちょっと紹介!!"の記憶のグループ訓練（13ページ）では，毎回最初に必ず"病態への意識づけ"を行っています．何回も繰り返し行うことで，自分の問題であるとの認識につなげようとします．認識が少しでもできると，自分の記憶は大丈夫だろうか，など，心配な様子が見えてくることがあります．自分に疑問が持てれば，メモする習慣につながる可能性が出てきます．

　メモをとるだけで終わっては記憶の代償になりません．常にメモしたものを携帯し，活用することが不可欠です．活用できるまで訓練することが必要です．

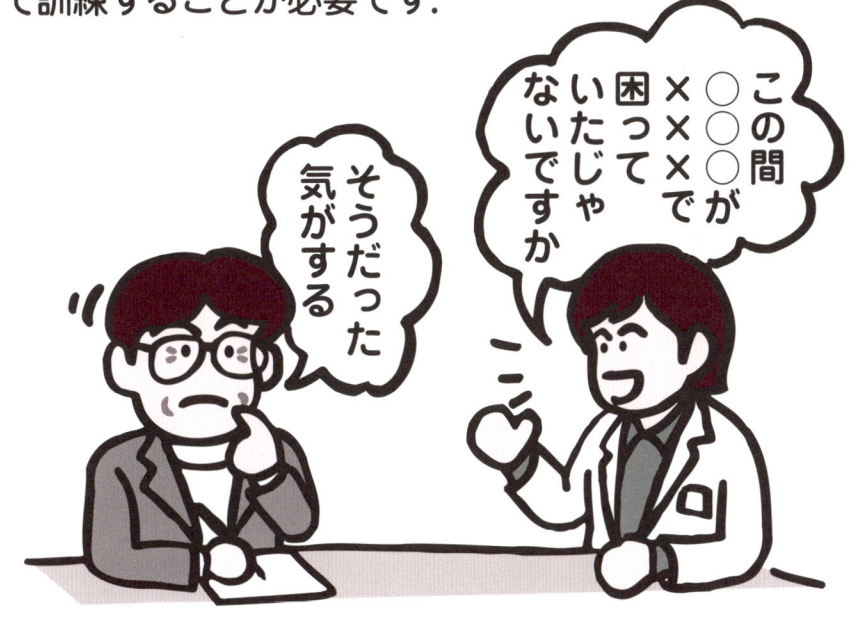

（吹き出し）この間○○○が×××で困っていたじゃないですか

（吹き出し）そうだった気がする

第5章

Q7 なぜ，高次脳機能障害は，わかりにくいのでしょうか？

> 仕事の事はあんなにはっきり覚えているのにさっき話したことをすっかり忘れている。

第5章

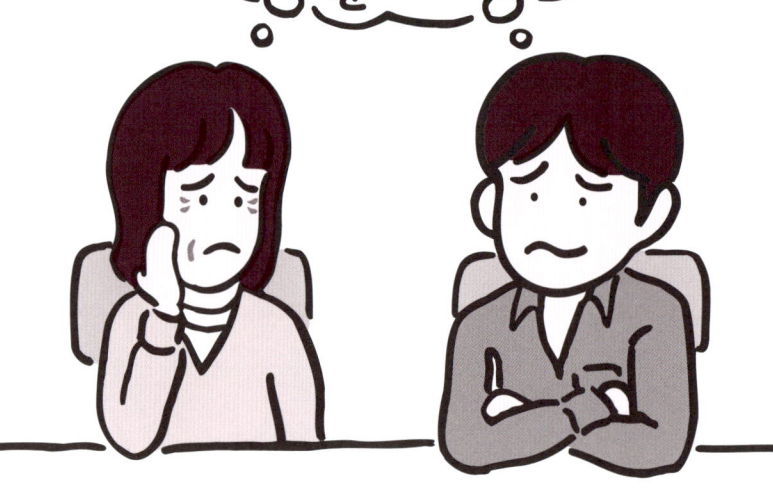

A

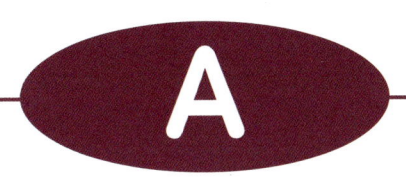

①目に見えない障害である，②本人も自覚しにくい，③ある特定の状況や場面でしか現れない，④症状が多彩，だからです．損傷された脳の部分の範囲によってまた損傷の程度によって，症状が異なるため，単一（1つだけ）の症状であることが少ないのです．

記憶障害の他に，注意障害，遂行機能障害，社会的行動障害などを合併することもあり，よりわかりにくくさせているのです．

行動観察だけで判定することはむずかしいので，家族や一般の方がわかりにくいのは当然です．「脳画像診断による脳の損傷部位」，「神経心理学的検査の結果」，「行動観察の記録」を通して障害が判断できるのです．まずは医師（リハビリ医・神経内科医・精神科医・脳神経外科医）の診断を受けましょう．

主治医から，障害の状況の説明をよく聞きましょう．わからないことは質問して，わかるようになることが必要です．

※医師に相談する際，
　①行動観察の記録と
　②質問内容をメモしたもの
　を持参すると，情報が整理され理解しやすくなります．

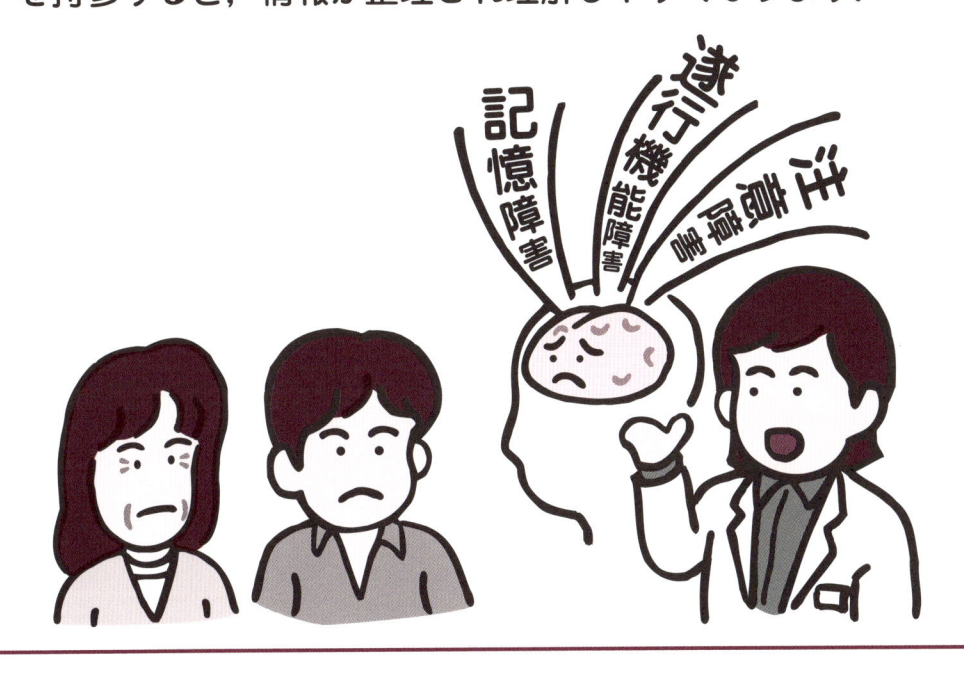

第5章

「高次脳機能障害」関連機関の紹介

支援拠点機関（相談の窓口）

国立障害者リハビリテーションセンター・高次脳機能障害情報・支援センターウェブサイト（http://www.rehab.go.jp/brain_fukyu/soudan）に全国の高次脳機能障害支援拠点機関の一覧が掲載されていますのでごらん下さい。

NPO法人　日本脳外傷友の会

　日本脳外傷友の会は2000年に設立されました．2018年日本高次脳機能障害友の会と改名され，各地の友の会の連合体です．2018年12月現在以下の正会員団体と，準会員団体によって構成されています．最新情報については日本脳外傷友の会のホームページでご確認下さい．

正会員団体

脳損傷友の会コロポックル 小牛田満	〒062-0051　札幌市豊平区月寒東1条17丁目5-39 TEL：011-858-5600 FAX：011-858-5696 koropokkuru @ mail.goo.ne.jp http://www.koropokkuru.info/
NPO法人いわて高次脳機能障害友の会イーハトーヴ 堀間幸子	〒020-0816　盛岡市中野1丁目1-26生生学舎アダージョ内 TEL：019-652-1137 FAX：019-652-1138 koujinou_iwate@yahoo.co.jp http://blog.canpan.info/i-hato-v2/
NPO法人高次脳機能障がい友の会・うつくしま 遠藤良一	〒963-8061　福島県郡山市富久山町字福原14-1・201号 TEL：024-983-7836 FAX：024-983-7837 info-web@bia-utukusima.com https://bia-utukusima.com/
脳外傷友の会スワン 石井祐子	〒950-0325　新潟市江南区花ノ牧322-2 地域活動支援センター　スワン TEL：025-250-5845 FAX：025-250-5846 携帯：080-5433-3225 niigata-swan@at.wakwak.com
脳外傷友の会高志（こし） 山　加代子	〒935-0035　富山県氷見市上田子796 山方 TEL/FAX：0766-91-0497 yama@koshi-toyama.org http://www.koshi-toyama.org
福井県脳外傷友の会「福笑井」 村下恵美子	事務局 〒910-8561　福井市新田塚1-42-1 福井総合クリニック内　福井県高次脳機能障害支援センター TEL：0776-21-1300　内線5934 FAX：0776-25-8264 https://www.f-gh.jp/koujinou/Association%20of%20Families.html

脳外傷友の会さいたま 三上紀男	〒355-0155　比企郡吉見町北吉見 1693-4 三上方 TEL/FAX：0493-54-8666 nou-tomo@cameo.plala.or.jp
NPO 法人脳外傷友の会・ナナ 外﨑信子	〒243-0037　神奈川県厚木市毛利台 3-18-7 携帯：080-5426-4378 協働事業室（神奈川リハビリテーション病院内） TEL：046-249-2020 FAX：046-247-2433 npo-nana@amber.plala.or.jp http://www17.plala.or.jp/nana516/index.html
脳外傷友の会しずおか 小関理子	〒436-0019　静岡県掛川市青葉台 6-3 小関方 TEL/FAX：0537-24-0608 satoko.o@h4.dion.ne.jp http://www.maotv.ne.jp/nou/
NPO 法人高次脳機能障害友の会みずほ 吉川雅博	〒460-0021　愛知県名古屋市中区平和 2-3-10 仙田ビル 2F 052-253-6422 npo-mizuho@miracle.ocn.ne.jp http://www.npo-mizuho.com/
脳外傷友の会・三重 TBI ネットワーク 古謝由美	事務局　〒512-0921　四日市市尾平町 3772-6 古謝方 TEL/FAX：059-332-7729 mie-tbi@m7.cty-net.ne.jp http://www7.cty-net.ne.jp/~mie-tbi/
NPO 法人ぎふ脳外傷友の会・長良川 大島　等	〒500-8381　岐阜市市橋 3-11-18 TEL：058-277-6113 FAX：058-213-6120 kakehashi@sunny.ocn.ne.jp http://kkhashi.sakura.ne.jp/
高次脳機能障害友の会「しが」 岡本憲明	事務局　〒526-0031　長浜市八幡東町 78-2 一般社団法人なないろ内 nanairo@7716.or.jp http://stbia.web.fc2.com/index.htm
奈良高次脳機能障害友の会あすか 大久保康子	〒636-0311　奈良県磯城郡田原本町八尾 62-5 大久保方 TEL/FAX：0744-33-5980 http://www.eonet.ne.jp/~asuka-nousonsyou/
NPO 法人高次脳機能障害サポートネットひろしま 濱田小夜子	〒731-0154　広島市安佐南区上安 2 丁目 30 番 15 号 TEL：082-847-0031　FAX：082-847-0032 ko-jinet@aioros.ocn.ne.jp http://www.koujinou-net.com/
高次脳機能障害友の会「らぶ」 西村　敏	〒690-0861　島根県松江市法吉町 193-4 TEL/FAX：0852-22-4953 binn@smn.enjoy.ne.jp http://nougaishou-rabu.jimdo.com/
NPO 法人脳損傷友の会高知　青い空 片岡保憲	〒780-8014　高知市塩屋崎町 2 丁目 12-42 TEL：088-803-4100　FAX：088-803-4420 npo-aoisora@snow.ocn.ne.jp http://blue-sky-kochi.com/
かがわ脳外傷友の会・ぽちぽち 合田　仁	〒761-8074　香川県高松市太田上町 784-41 TEL：087-865-1438 momococo208@kiu.biglobe.ne.jp
高次脳機能障害友の会おおいた 西田さよ子	〒879-1505　大分県速見郡日出町川崎 3706-22　西田方 TEL/FAX：0977-72-9271 sayoko.nishida@gmail.plala.or.jp http://nogaishotomonokai.org/

準会員団体

脳外傷友の会コロポックル・道東 高橋美枝子	〒080-0010　帯広市大通南12丁目1番地サンバリエビル3階 TEL/FAX：0155-24-6974 koropokkuru-obihiro@violet.plala.or.jp http://www14.plala.or.jp/koropokkuru/index.html
脳外傷友の会コロポックル・道北 宿村真奈美	〒070-0028　北海道旭川市東七条三丁目2-11アーバンライフビル1F （有）つるや就労移行支援事業所「なつみかん」 TEL/FAX：0166-85-6460 kkdouhoku@yahoo.co.jp http://natumikan-asahikawa.com//
脳外傷友の会コロポックル道南 村上峯子	〒040-0057　函館市入舟町6-17 TEL/FAX：0138-22-6188 kp_donan@msc.ncv.ne.jp http://hakodatecoro.com/noukouji.html
青森県高次脳機能障害家族会「あっぷるメイト」 信平孝子	〒036-0531　青森県黒石市飛内16 携帯：090-9537-1260 aomori_nobu@yahoo.co.jp http://mktu1120.wixsite.com/apple-mate
秋田高次脳機能障害家族会 工藤次男	〒010-0101　秋田県潟上市天王字上北野112-17 TEL：018-873-4810 携帯：090-7930-9491 tk170704@amber.plala.or.jp
NPO法人ほっぷの森 白木福次郎	〒980-0014　宮城県仙台市青葉区本町1-2-5　第三志ら梅ビル4F TEL/FAX：022-797-8801 hop@mirror.ocn.ne.jp http://www.hop-miyagi.org/
特定非営利法人高次脳機能障害患者と家族の会つばさ 上口由美子	〒921-8832　石川県野々市市藤平田2丁目111 TEL/FAX：090-5171-0095 tsubasa@m2.spacelan.ne.jp
高次脳機能障害友の会・いばらき 滝沢静江	〒300-2622　茨城県つくば市研究学園4-13-8 TEL：080-5901-9979 kojinouibaraki@yahoo.co.jp http://nosonshoibaraki.sunnyday.jp/
高次脳機能障害者と家族会と支援者の会NPO法人ノーサイド 下田文枝	〒371-0031　群馬県前橋市下小出町1-22-3 TEL：080-3419-6233 amaguchi@shoken-gakuen.ac.jp https://www.npo-noside.com/
とちぎ高次脳機能障害友の会 中野和子	〒329-0502　栃木県下野市下古山3003-47（中野和子宅） TEL/FAX：0285-38-6458 sp3k3h49@way.ocn.ne.jp https://www.tochigikoujinou.com/
ちば高次脳機能障害と家族の会 角田義規	〒262-0005　千葉市花見川区こてはし台6-9-6 TEL：090-4249-3815 FAX：043-257-7312 http://www.kojinochiba.blog.fc2.com/
南房総高次脳機能障害家族会と支援者の会（なんぼこーじ） 石黒裕美	〒299-2526　千葉県南房総市沓見2511-1　楽一座 TEL：090-8505-4348 jimukyoku@nanbou-kouzi.com http://www.nanbou-kouzi.com/about-kazokukai

ハイリハちば 石原さとみ	〒286-0044　千葉県成田市不動ヶ岡 1870 TEL/FAX：0476-33-3081 kimottama_satomi_kaasan@yahoo.co.jp http://www.geocities.jp/hairihachiba/
高次脳機能障害を支える会「こもれび」 草島克枝	〒350-0227　埼玉県坂戸市仲町 1-25-802 TEL：080-2343-5052 Sakanato2173@vega.ocn.ne.jp http://www.komorebi-saitama.com/
高次脳機能障害家族の会さやま 小森洋子	〒350-1335　埼玉県狭山市柏原 3405-17 TEL：080-8852-3621 kojinosayama@yahoo.co.jp
NPO 法人高次脳機能障がい者活動センター調布ドリーム 吉岡千鶴子	〒182-0036　東京都調布市飛田給 1-50-1 TEL/FAX：042-444-3068 info@chofudream.com http://www.chofudream.com/
一般社団法人交通事故被害者家族ネットワーク 佐藤則男	〒103-0013　東京都中央区日本橋人形町 1-13-9 藤和日本橋人形町コープ 1004 号室 TEL：03-6661-1575 FAX：03-6661-1585 info@jiko-kazoku.com http://www.jiko-kazoku.com/
ハイリハキッズ 中村千穂	〒114-0031　東京都北区十条仲原 2-12-15 TEL：03-3909-2788 hina-tai@cello.ocn.ne.jp http://hrkids.blog.fc2.com/
ハイリハ東京 小沢京子	〒168-0063　杉並区和泉 3-30-7 hirehatokyo@gmall.com http://www.hirehatokyo.com/ 東京高次脳機能障害協議会参加
P・A・R・T・Y ISEHARA 小島善和	〒243-0411　神奈川県海老名市大谷南 2-3-20 TEL：090-6522-7466 zenwak@gmail.com http://party-isehara.com/
後天性脳損傷の子供を持つ家族の会「アトムの会」 齋藤純子	〒250-0875　神奈川県小田原市南鴨宮 2-31-3 携帯：090-3962-0490 jun7269@t.vodafone.ne.jp https://atom-kids-2016.jimdofree.com/
山梨県高次脳機能障害を支える会「甲斐路」	〒403-0017　山梨県富士吉田市新西原 2-2-14 前島敦子 a2istanbul@outlook.jp
一般社団法人みらい 城戸祐子	〒454-0906　名古屋市中川区開平町 1-35 TEL：052-352-0677 oyama92846@gmail.com https://koujinou-mirai.jimdo.com/
和歌山　高次脳機能障害家族会「和らぎ」	〒640-8392　和歌山県和歌山市中之島 1794 ワークショップフラット内 TEL/FAX：073-423-5838 yawaragi2007@gmail.com https://ameblo.jp/yawaragi2007/
一般社団法人「もっと笑顔」	〒610-1143　京都市西京区大原野東境谷町 2-5-9 洛成センタービル 306 TEL：075-874-4817 FAX：075-874-4810 motto-egao@apricot.ocn.ne.jp

若者と家族の会高次脳機能障害部会 田中康裕	〒556-0022　大阪市浪速区桜川4丁目4-927号 新日本ビル1階 TEL/FAX：06-6567-1816 http://www.prudentia.net/wakamono/
一般社団法人高次脳機能障害サポートネット 中山　猛	〒665-0881　兵庫県宝塚市山本東1-3-6 メゾン山本 TEL：0797-78-8901 FAX：0797-78-8911 sptnethug@gmail.com http://sptnet.org/
NPO法人宝塚高次脳機能障害者共生の会 理事長　清水大輔 地域活動支援センター Wakaba 施設長　宮原智子	〒665-0034　兵庫県宝塚市小林5-3-43 エスティ宝塚106号 TEL：0797-69-6523 FAX：0797-69-6524 takarazuka@t-wakaba.org http://t-wakaba.org
愛媛高次脳機能障害者を支援する会「あい」 玉置孝美	〒799-2465　愛媛県松山市和田甲295-9 携帯：090-6284-5482 TEL：089-994-3617 tamasuke@aqua.plala.or.jp http://ai-ai.jimdo.com/
NPO法人高次脳機能障害総合支援センター サンガ 脳機能リハビリセンターかがわ 北出修子	〒769-2304　香川県さぬき市昭和1107-1 TEL/FAX：0879-23-6789 sanga92smile@ybb.ne.jp https://www.sanga-noukinou.com/
高次脳機能障害徳島家族会「すだち」 佐々木千参	〒776-0006　徳島県吉野川市鴨島町喜来甲64-4 TEL：080-6383-8474 sdc.127@ezweb.ne.jp
NPO法人草木舎 中村弘文	〒710-0046　岡山県倉敷市中央1-12-2 TEL：：086-422-1651 gh-soumoku@sky.plala.or.jp http://www14.plala.or.jp/soumokusha/
高次脳機能障がい友の会・福山ラポール 田村陽子	〒720-2413　広島県福山市駅家町法成寺108 さくらの丘クリニック内 TEL/FAX：084-972-2400 携帯：090-7996-0336 k-tamura@orchid.plala.or.jp http://fukuyamarapport.blog.fc2.com/blog-category-1.html
高次脳機能障害『ぷらむ』山口 北村勝彦	〒742-0033　山口県柳井市新庄922 TEL/FAX：0820-22-2204 携帯：080-8360-8064 katuhiko.k5204@rouge.plala.or.jp
NPO法人福岡・翼の会 理事長：小野裕樹 家族会代表：安邉憲治	〒810-0072　福岡市中央区長浜一丁目2-6 天神スカイマンション502号 TEL/FAX：092-732-0539 kazokukai@f-tsubasa.org http://www.f-tsubasa.org/
脳外傷ぷらむ長崎 荒木悦子	〒854-0064　長崎県諫早市若葉町355-18 TEL/FAX：0957-26-8118
一般社団法人ぷらむ佐賀 犬丸理枝子	〒849-8514　佐賀県佐賀市新中町8-20 TEL：0952-65-3351 FAX：0952-65-9600 plum_saga@hotmail.co.jp https://plumsaga.wixsite.com/plum-saga

高次脳機能障害「ぷらむ」鹿児島 野角伸子	〒890-0021　鹿児島県鹿児島市小野1丁目 鹿児島県精神保健福祉センター（ハートピアかごしま2F） TEL：090-2097-6367（野角） kakimotoaya3@gmail.com
脳損傷友の会ゆい沖縄 伊敷一馬	〒901-2211　宜野湾市宜野湾3-13-1 TEL：098-963-6581 FAX：098-963-6582 koujinou-yui.okinawa@oboe.ocn.ne.jp http://yuiokinawa.ti-da.net/

日本脳外傷友の会以外にも家族会がありますので，各都道府県に問い合わせて下さい．

*NPO法人東京高次脳機能障害協議会（TKK）	今井　雅子 （理事長）	東京都世田谷区奥沢7-15-6（今井方）	TEL：080-5773-2396 http://www.brain-tkk.com

索 引

う
ウイルス脳炎 …………………………51
WAIS……………12, 21, 22〜24, 28, 35, 41
Wechsler Logical Memory …12, 21, 28, 31
右脳 ……………………………………82

え
遠隔記憶 ………………………………31

か
海馬 ……………………………………88
カウンセリング …………………21, 28
書き言葉 …………………………59, 81
感情反応 ………………………………72

き
記憶障害 ……………10, 19, 26, 52, 56
記憶力 ……………………………12, 50
聞き言葉 ………………………………59
記銘力 ……………………………12, 41, 56
逆向健忘 ………………………………31
急性硬膜外血腫 ………………………49
急性硬膜下血腫 ………………………49
筋緊張異常 ……………………………51

く
空間力 …………………………………83
グループ訓練 …………………………13
くも膜下出血 …………………………47

け
結晶性知能 ……………………………24
言語機能 ………………………………81
言語性検査 …………………………23, 24
言語野 …………………………………81
見当識 …………………………………29

こ
高次脳機能 ……………………………46
高次脳機能障害 ………………………46
行動と情緒の障害 ……………………72
行動反応 ………………………………72
後頭葉 ……………………………38, 86
5単語記銘 …………………………12, 29, 41

さ
左脳 ……………………………………80

し
視覚情報処理 ……………………82, 83
視覚処理速度 …………………………16
視覚的全体把握力 ……………………82
視覚認知 …………………………41, 51
視覚認知訓練 …………………………41
視覚野 …………………………………86
失語 ……………………………………51
失語症 …………………………………51
失行 ……………………………………51
失行症 …………………………………62
失調 ……………………………………51
失認症 ……………………………60, 86
社会的行動障害 ………………………72
重積発作 ………………………………18
集中力 …………………………………50
集中力訓練 ……………………………16
情緒 ……………………………………72
神経心理学的評価 …………12, 21, 28, 35, 41
振戦 ……………………………………51
身体障害 ………………………………51

す
遂行機能障害 ……………………37, 68
数唱 ………………………………23, 30

せ
前向健忘 …………………………………31
線分二等分線 ……………………………35
前頭葉（機能） ………………21, 36, 52, 82
前頭葉症状 ………………………………19

そ
即時記銘 …………………………………29
想起力 ……………………………………56

た
大脳辺縁系 ………………………………88

ち
地誌的（記憶）障害 ………………39, 70
注意障害 ……………………………19, 33, 54
注意力 ………………………………35, 42, 50
注意力の訓練 ……………………………15

て
低酸素脳症 …………………………18, 51

と
動作性検査 …………………………23, 24
Trail-Making Test …………12, 21, 35, 42

の
脳炎 …………………………………46, 51
脳外傷 ……………………………9, 46, 49
脳梗塞 ………………………………38, 47
脳挫傷 ……………………………………49
脳出血 ………………………………32, 47
脳症 …………………………………46, 51
脳卒中 ………………………………46, 47, 48
脳内出血 …………………………………49

は
話し言葉 ……………………………59, 81
8品目記銘 ………………………………30

ハ
ハノイの塔 ………………………………36
半側空間無視 ………………………33, 64, 82
半側身体失認 ……………………………66

ひ
びまん性軸索損傷 …………………9, 49
標準高次視知覚検査 ……………………41
病態認識 ……………………………12, 21, 35

へ
ヘルペス脳炎 ………………………25, 51
Benton視覚記銘力検査 …………………28

ほ
保続 …………………………………28, 52

み
ミオクローヌス …………………………51
右被殻出血 ………………………………32
道順障害 …………………………………70

よ
読み言葉 …………………………………59

り
流動性知能 ………………………………24

著者略歴

中島　恵子（なかしま　けいこ）

博士（健康科学），公認心理士，臨床神経心理士．
専門：臨床神経心理学，心理リハビリテーション．

1987年，日本女子大学大学院卒．西町インターナショナルスクール日本語教師，東京都リハビリテーション病院心理科，九州ルーテル学院大学心理臨床学科教授，東京都医学研究機構東京都神経科学総合研究所客員研究員（リハビリテーション研究部門），帝京平成大学大学院臨床心理学科教授を経て現在，京都文教大学臨床心理学部教授，同大学産業メンタルヘルス研究所所長．

＜著書＞
「子どもたちの高次脳機能障害（監訳）」「高次脳機能障害のグループ訓練（編著）」（以上，三輪書店），「子どもの脳と心の発達トレーニング」「みんなでわかる高次脳機能障害 生活を立て直す脳のリハビリ注意障害編」「みんなでわかる高次脳機能障害 生活を立て直す脳のリハビリ記憶障害編」（以上，保育社），「リハビリテーションに役立つ心理療法（編著）」「リハビリテーションの効果をあげる認知行動療法（編著）」（以上，全日本病院出版会），「脳外傷の子どもたち（翻訳）」（明石書店）．

＜共著・分担執筆＞
共著：中島恵子・矢島潤平編著「神経・生理心理学―脳から心を理解する」（ミネルヴァ書房）
分担執筆：「認知発達とその支援」「障害者・障害児心理学」（以上，ミネルヴァ書房），「公認心理師技法ガイド」（文光堂），「高次脳機能障害のリハビリテーション Ver.2」「前頭葉損傷のリハビリテーション」（以上，医歯薬出版），「高次脳機能障害のリハビリテーション実践マニュアル」「慢性疼痛のリハビリテーション」（以上，全日本病院出版会），「リハビリテーション患者の心理とケア」（医学書院），「リハビリテーション評価・診断」（金原出版），「リハビリテーション医療心理学キーワード」（NNパブリッシング）

理解できる高次脳機能障害

発　行	2009年4月1日　第1版第1刷
	2023年3月6日　第1版第6刷ⓒ
著　者	中島恵子
発行者	青山　智
デザイン＆本文イラスト：	神崎　健（K CRAFT）
発行所	株式会社　三輪書店
	〒113-0033　東京都文京区本郷6-17-9
	☎03-3816-7796　FAX03-3816-7756
	http://www.miwapubl.com
印刷所	三報社印刷株式会社

本書の内容の無断複写・複製・転載は，著作権・出版権の侵害となることがありますので，ご注意ください．

ISBN 978-4-89590-323-3　C 3047

JCOPY ＜出版者著作権管理機構 委託出版物＞
本書の無断複製は著作権法上での例外を除き禁じられています．複製される場合は，そのつど事前に，出版者著作権管理機構（電話03-5244-5088, FAX 03-5244-5089, e-mail：info@jcopy.or.jp）の許諾を得てください．